大悲事務所

日青禾櫟　著

來鳥志工的外星視角，
讓臨終變善終

作者序

死亡太可怕了，我一點也不想要祂靠近我，也不想祂靠近我愛的人和動物家人，我也不想祂靠近像是歌手東尼・班奈特、蒂娜・透娜或是義大利電影作曲家艾尼奧・摩列干尼。

可是死亡並沒理會我。很奇怪喔，明明世界上有那麼多壞蛋，祂怎麼不早早把他們帶走。

死亡會怎麼帶我走？什麼時候？

健康檢查的時候醫生會問家族病史，慢性病，糖尿病、高血壓、失智症，有。心肌梗塞也有。通通都中。喔，癌症也有。

是瑞士心理學家榮格說的「共時性」嗎？他指的是「有意義的巧合」，

意思是表面上沒有因果關係的事件之間確有意義的聯繫。接觸「大悲學苑」的時候，那時我剛好時常思考關於死亡的事。就在這個時候「大悲學苑」出現，好像是被上天安排好的事。

「為什麼要成立大悲學苑？」第一次在學苑二樓跟師父們還有阿長開會，桌上擺著茶跟點心，原來跟出家人開會跟一般人開會一樣，只是議題很不一樣，靈性照顧。

「死亡是這麼困難的事情，不管在什麼年紀都會發生，大家都不知道要怎麼面對，因為悲傷是那麼巨大。如果可以，我們希望可以做些事情來幫助正在經歷死亡的人跟家屬，看怎麼樣可以拔除他們的痛苦，靈性上的痛苦，讓他們可以走的好一點，這對家屬也會是安慰。」他們回。

我想到阿長在年輕時曾經在嬰兒病房看到一位父親懷抱著已經沒有呼吸的嬰兒，輕輕地搖晃著，彷彿只是在哄寶寶入睡。我想到德嘉師父從母親身上把管線一個個拔掉的畫面。他們都太清楚失去摯愛的痛跟不捨。

死亡不是他們可以使上力的事，但是他們知道還可以做很多事做來幫助臨終者跟家屬，幫助他們渡過最困難的階段。

「為什麼大悲學苑想要出書？」

「死亡是一定的，所以只要我們還活著就要珍惜，認真的活，不管我們什麼時候走。」他們回。

所以聽起來這不是一本只是關於死亡的書。裡面好像還要有些什麼，可以讓讀者可以願意去認識死亡多一點，多一點理解靈性的需求。

接下來我跟著師父、阿長還有志工學長們訪視臨終者。

我看過師父怎麼在安寧病房讓一個即將在兩周後往生的婦人把心安下來，師父一面請志工照顧病人的先生，一面安排把小女兒從國外接回跟媽媽見最後一面。我看過王浴阿長怎麼陪伴一位母親送走她的小孩，並可以讓這對母子在人生最後一段相處盡量平靜安定，充滿祝福與愛。

「為什麼有些人走的可以很瀟灑？有些人卻走的這麼辛苦？」我問。

「怎麼生，怎麼死。」他們回答。

哎，好像是這樣。我曾經看過一個二十五歲的大男生，用他的方式體貼他的家人和醫療人員，即使在病床上不能自由活動了還在思考著該怎麼留給他們美好的記憶。我也曾經看過一位個性瀟灑的大姊，訪視的那天我還以為仍有時間可以跟她說說話，沒想到踏進病房前醫療團隊說就是這一兩天，於是我們把那天後來的行程全都取消。先把大姊的先生安定好，接著安定住臨終者的心，我們就在那裡陪著她，靜靜地，緩緩地，直到她最後一口呼吸。

她走的很瀟灑。她被愛包圍著。那個病房很溫暖，有滿滿的祝福。

她的身體是死了。她讓我看到死亡可以是這樣平靜跟溫暖。

這幾天剛好看到一部電影《口白人生》，裡面提到「你的人生是喜劇還是悲劇？」。

我想我兩個都有，至於各佔多少，我現在還沒有答案，如果是90％的黑巧克力，也很好。

每個人都不知道自己會在地球上多久，我也不知道我還有多少時間，但是我覺得應該把我看到的跟大家分享。

我很感謝「大悲學苑」讓我有機會對死亡、靈性照顧有多一點認識。我很感謝曾經讓我訪視過的朋友和他們的家人，謝謝你們讓我參與人生最後的一段。

記得，愛。

即使在最困難的時候，愛是最有力量的。

我們一直在這條路上走著

釋宗惇／大悲學苑創辦人

我們一直在這條路上走著，不管是揮汗如雨的炎炎夏日正午，還是天寒地凍的隆冬深夜。

1998，26年前，我在諮商實務課程下課的回程路上，巧遇當時蓮花基金會黃鳳英執行長與陳慧慈執行顧問，問我是否願意到醫院擔任宗教師，我說「好」，從此開啟了我投入安寧療護靈性照顧專業學習與耕耘的旅程。

那時，是台灣安寧療護方興未艾的年代。治療中的病人寧可痛也不願意使用止痛藥，擔心天花板效應，擔心有一天會無藥可醫。同時，印象中也有病人不顧尊嚴跪在地上向醫生求止痛藥，偶而聽到某家醫院病人因不堪痛苦跳樓輕生的訊息。

那時，是許多醫生認為病人死亡就是醫療失敗、轉介安寧就是放棄病人的年代。病人臨終如果不急救，醫師有被告的風險；病人臨終如果急救，不只是沒用的無效醫療，更讓臨終者承受莫大的痛苦。

也是在那個年代，遇到重度憂鬱的末期病人就照會精神科使用抗憂鬱劑，儘管病人可能不是憂鬱，而是強烈的生死困頓與死亡恐懼。

那時，是社會氛圍普遍將癌症污名化且避談死亡的年代，無形中增加病人更多桎梏——罹患癌症是因為失德、報應；家裡有癌症病人很不光彩，儘量遮掩不讓別人知道；到了末期也不敢告訴病人實情，擔心病人失去求生意志。另一端，病人默默獨自承受身心靈交迫煎熬的痛苦，家屬也難過異常。

那時，安寧療護各專業工作者都是時代的先驅，他們非常忙碌——忙著照顧病人、忙著宣導安寧療護理念，扮演打不死蟑螂的角色，與病人原本的醫療團隊溝通治療方向，希望爭取一絲一毫病人的生活品質，卻可能常常無功而返；忙著團隊內部身心靈跨專業的溝通，如何跨越障礙，協助病人善終；在第一線面對生死，忙著學習突破自我極限，與病人、家屬及文化習俗的盲點拔河。

跟時間賽跑。

大家都覺得 spiritual care 很重要，卻不知道那是什麼？該怎麼做？

因為不知道，卻有立即性實務照顧的需求，1998年起，蓮花基金會委託當時台大醫院家庭醫學部主任陳慶餘教授主持靈性照顧研究計畫，我做為第一位臨床佛教宗教師暨研究人員，以出家法師的身份，參與緩和醫療團隊的所有活動：病人照顧、新住院病人照顧計畫會議、團隊大查房、出院準備會議、善終評估討論、全國視訊個案討論、各種交流、國際參訪、慶生、法會、研習、教學等活動。在參與中不斷深入緩和醫療精神，也將第一線照顧病人所遇到的問題帶回研究團隊，開展靈性照顧內涵與視角。

第一年研究斐然有成，從30位收案照顧的病人看見，病人由安寧團隊提供照顧，生活品質提昇；在這基礎上更進一步，有宗教師提供靈性照顧，病人善終指數明顯提升，有更明顯的心性成長，印證靈性照顧的重要性。

於是第二年開始，研究結合臨床醫療與佛法的生死智慧，發展本土化靈性照顧模式，也開發各種照顧法門。

而後六年，有屏東一如淨舍會焜法師、會正法師的支持，開始培訓臨床佛教宗教師，並將完成訓練的法師轉介到醫院服務，之後再由蓮花基金會接續支持研究計畫至今。

秉持佛教悲天憫人胸懷，以及醫者視病猶親精神，我們走到生死的現場、苦難的現場，陪伴一個又一個備受煎熬的病人與家庭。懷抱著神聖的使命感走入臨床，為佛教二千五百年來的創舉，克服一次又一次照顧實務、研究與培訓無法持續的難關，從無到有，開啟佛教法師從事臨床照顧的專業。

過程中，為了確保宗教師培訓與研究計畫能夠持續不斷，2007年我也籌設了台灣臨床佛學研究協會，陳慶餘教授擔任創會理事長，我擔任秘書長。

再之後，社區醫療日益受重視，安寧緩和醫療團隊也努力的幫助末期病人能夠回到家裡，走過人生最後一哩路。過程中我們發現，病人回到家裡，醫療照顧都能維持高品質，但心理與靈性面向的照顧，卻嚴重缺乏資源。

那時，高鐵還沒開通，我經常搭飛機到各地醫院演講，我也是在許多教學醫院或教會醫院演講的第一位出家法師。幾乎每一次演講，台下都有人啜泣。演講後的提問常見二種狀況：一是親人離世時照顧的遺憾，二是「我想當靈性關懷志工，有什麼平台可以學習或提供服務？」

這讓我思考，在末期病人的靈性照顧這件事，病人與家屬很辛苦卻求助無門，社會上也多有滿滿愛心卻苦無使力空間的民眾，這中間我們可以做什麼?也許可以創設一個平台，讓病人與家屬有資源可以求助，讓有心、有力的愛心人士能夠學習與服務。

2011年，在邱董事長鼎力支持下啟建大悲學苑，2013年3月31日觀世音菩薩安座，開始了我們在社區的工作。

大悲學苑主要從事二項任務：一是提供末期病人靈性關懷服務，二是教育。提供靈性關懷服務的人員需要經過長期且嚴謹的培訓，因此，大悲學苑的教育工作主要有四個面向：1·接引有心人經過培訓，成為靈性關懷人員，2·線上靈性關懷人員督導及在職教育，3·為醫療院所、安寧團隊或機構為專業人員開設靈性關懷精進課程，4·一般社會大眾靈性關懷生命教育宣導。

本書的主角土豆，就是已經完成靈性關懷課程，通過見習，開始跟著學長訪視病人，並且每一次訪視後需要回到學苑接受督導會談。

督導會談有二項任務：一是確保關懷人員的服務品質，在訪視過程中能夠以病人為中心，謹守核心理念，不逾越；二是由督導關懷訪視者，協助反思，開啟訪視者與自己的生命對話。方向對了，靈性關懷就是一個非常好的修行法門，不只是助人，更是自我修練。

靈性關懷到最後是一種生命態度，落實在日常生活中。越早學習這樣的生命態度，越能增進人生幸福、減少遺憾。大悲學苑很努力落實上述理念，因此深受參與者認同，將大悲學苑當成每個人法身慧命的家，十年來也經歷很多感人的故事。

我們也深深瞭解，這些故事、照顧現場的感動，一般人能夠提早瞭解，可以大幅減少遺憾；如果有更多人認同並投入靈性關懷人員的行列，能為社會及個人帶來更大的光明。

很幸運的，我們認識了依揚想亮出版社劉鋆總編輯及王思晴主編。蕙質蘭心的她們，深深認同大悲學苑理念，實地參與培訓課程及訪視，花了幾年時間走訪作者，最後完成這本書。

誠如《回眸》紀錄片監製陳靜慧小姐看過書稿後所說：

《大悲事務所》即將出版，真是太好了
在很短的時間瀏覽了《大悲事務所》的內容
其中的對話讓我留下了很深刻的印象
突然發現師父們和志工們去探病人時，總是會有大量對話
回到學苑的督導對談又是一個大量的對話
將這些對話文字化之後
竟然是如此精彩而豐富
這是一個對話的過程
在問答之間探討生命的課題
讀了大悲事務所之後發現

師父們其實不是愛說話、愛表達、愛表現的人
志工們也不一定都是個性開朗、愛聊天的個性
但面對病人與病人的家屬時
他們都有能力在對話之間引導、傳遞，進行身心靈的溝通

所以很特別的
光是對話的內容就可以看到整個事件的來龍去脈與問題所在
看似大同小異
其實拉出的對話線條所形成的網絡卻又是如此的獨一無二
靈性照護者遊走在這些線條之間
尋找打結之處
繼續用對話解開他們心中的結
繼續讓他們對話
找出心中巨大而混亂的線團的線頭
對話是很有趣的一件事情

很多時候人的對話內容是個時間的相處與經過
然而靈性的對話是有目標設定的
循序漸進引導人們重新而誠實的面對自己
重點在把它講出來
講出來的話語繼續在對話之間整理分析
然後發現，第一次看到了真正的自己

這肯定是一本會令你感動的書。本書的完成，謝謝大悲學苑團隊及所有靈性關懷人員長期的努力，謝謝依揚想亮出版社，謝謝即將在今年第60屆金馬獎獲頒終身成就獎的陳坤厚製作人，謝謝李淑楨女士、大熊先生一起走過的路。

感謝一切因緣！依著最初一念心的承諾，我們一直在這條路上走著，祈願靈性關懷這個修行法門的智慧，能利益更多人、更多生命。

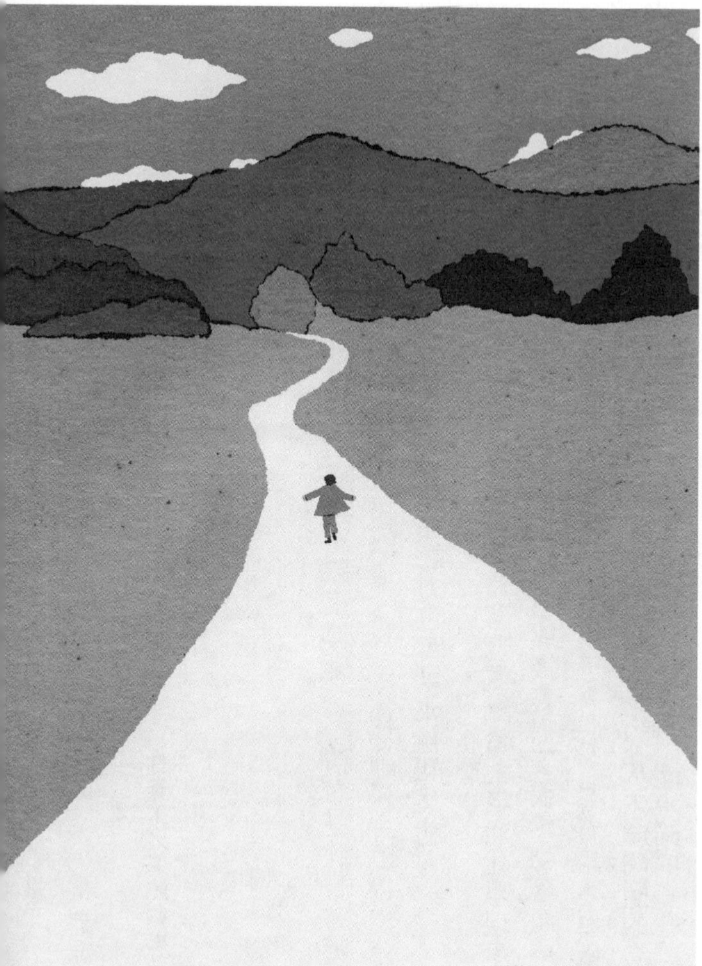

面對走出劇場後的真實人生

林靈玉／果陀劇場執行長

2019年於海外奇妙的緣份結識宗惇師父，清澈雙眸帶著堅毅眼神、笑容中蘊藏著對生命的溫暖與熱情。我深深被師父身上自然流露的愛感動，默默希望自己累積的一點點能力也可以成為師父助力。

在劇場工作近四十年，看著每一齣藉著悲歡離合生老病死呈現生命的故事，看著不同觀眾跟著聚光燈下的角色或笑著唱著或感動落淚或鼓掌拍手，每一齣不同的戲藉著角色悲喜，帶給了人心一些慰藉，但觀眾走出劇場後在自己真實的人生劇場，又是如何面對一次次生命關頭的考驗？

之後再認識完整的大悲學苑、德嘉師父、大悲師父們，看了紀錄片《回眸》、聽到更多面對跟生命道別的真實故事。讀完《大悲事務所》後，更是愈加感受：真實人生，如果能提前看清生命劇本、明白我們自己今生角色與其他人的關係，我們就能跟自己、跟家人摯友們、跟每一天好好相處與珍惜每一刻當下。

今生只有一次，但我們擁有每一分鐘、每一刻、每一天。德嘉師父說過，我們不知道能做多少？做多久？但凡事盡心盡力就好，每每在踏入病房前的深呼吸，師父就做好專注面對一個生命的時刻，我們每個人都擁有「當下」影響別人的力量。《大悲事務所》裡的每一個人、每一段對話，都在提示我們，當我們終於要跟生命道別時，是可以提前做準備的，在你闔上書本後就可以開始練習，在終點前才不會慌張、絕望、遺憾。也才有機會轉換角度，向前一步迎接重生的光亮。

《大悲事務所》是一本寫給不愛看「心靈雞湯文」讀者們的書，所以塑造了志工土豆的角色，透過土豆更真實的貼近故事，了解大悲師父們雖然每天在處理生死這麼嚴重的問題，但土豆的犀利吐槽，卻讓我們在閱讀間輕鬆共鳴。而且更有機會化解一些面對師父們的身份必須嚴肅謹慎的刻板印象，宗惇師父的溫柔、德嘉師父的風趣，讓志工們走入大悲一起學習成長，一起歡喜助人。

願你有一雙明亮的眼睛，看清自己的人生劇場。願你有一顆溫柔的心，走進大悲事務所。

圓滿人生的〈臨終三部曲〉

梁永煌／《今周刊》發行人

由於11月將拿到敬老卡，我對大悲事務所相關文章，感受深刻！

近幾年《今周刊》做了許多高齡化社會、台灣醫療等相關報導，讓我自己有了「臨終三部曲」的認知。

銀髮族的第一部曲是定期健康檢查，我深信預防重於治療。今周刊出版社還網羅十個名醫，編輯了一本暢銷書——「如果不是那一次檢查，我已不在人世：贏得十倍存活率的癌症真相」。

第二部曲則是「預立醫療決定」。台灣的「病人自主法」是亞洲最進步的立法，讓我們可以針對末期病人、極重度失智等五種臨床狀況，做好事先的抉擇，避免愛我們的家人們屆時難以決定，甚至發生衝突。太太和我在2020年已完成簽署了。

如何面對死亡，則是第三部曲，也正是大悲學苑積極從事的助人工作。

我們每個人都沒有死亡經驗，正如「最終章」所述，「你參加過的告別式，禁忌與恐懼大過於你對這個人的思念。你被教育去參加告別式之後，要去外面轉轉，不能直接回家，這樣才不會把晦氣帶回家」。因此在接近人生終點時，難免會不安、害怕，大悲學苑的法師及志工透過信仰、關懷、分享等，期待能幫助臨終者身心安寧。

「水面下的洋流一刻都沒有停過」一篇中提到，「生死是人生最大困難的課題。要給人快樂很容易，但是要拔除別人的痛苦是多不容易！這是為什麼宗惇師父要成立大悲。」能夠助人離大苦，不僅需要大悲，也是崇高的大願！書中令我印象最深的兩句話是：「死亡是一個過程，我們都需要虛心學習」，「你很幸運有機會可以跟這些病人學習，將來比較知道如何應對」。我覺得這種學習，正是渡人渡己。

閱讀這本書，是我學習面對死亡重要的一步。也希望對你也有幫助！

目次

特別感謝

沒有大悲學苑就不會有這本書。九個故事的靈感全部來自在大悲學苑擔任志工的親見親聞。

特別感謝宗惇師父、德嘉師父、道濟師父與王浴督導，你們將走向死亡的荊棘拔除，讓陽光灑下，苦了自己卻讓跟隨者有機會看清此生最後一段路該怎麼走。

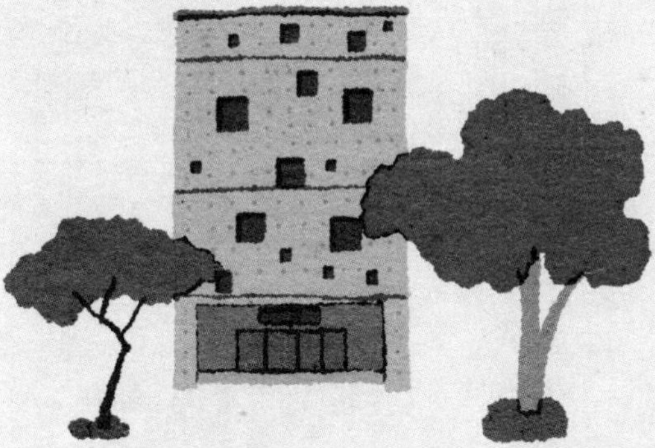

大悲事務所

「嗶嗶嗶嗶、忠孝新生、忠孝新生」。

光華商場、北科大、華山、光點、以及沒有在捷運指引地圖上的〈大悲學苑〉都在這一站。來這裡的人買3C產品、看電影、看展覽、聽演講、約會、上學、以及尋找生死的智慧。

「嗶嗶嗶嗶、忠孝新生、忠孝新生」。

學生拖著還沒睡醒的身體，抓緊背包走向捷運車門準備下車，上班族對玻璃窗的倒影撥撥頭髮，腦子裡轉著今天有哪些會議跟工作。出了站先去對面的小7買杯咖啡，早點出門的話還可以先去摩斯吃個早餐，滑一下新聞看看社交媒體上今天最熱的事，或是再看一下待會要提的案子。

過了摩斯漢堡走幾步，一棟灰色清水模建築物的自動門打開，不時路人會走進去朝著大廳的一尊菩薩膜拜。大悲學苑是學校還是寺廟？

「師父早！」

「早安！」

「師父你昨天又去姊姊那裡囉？」

「對啊，去揮汗農場做農夫，曬到快要昏倒，昨天下午很熱，但是那些菜再不去採就都老掉，只能做堆肥。」德嘉師父拉著菜籃車到廚房外，然後才走到自己的辦公桌把包包跟帽子放下。汗擦一擦打開電腦，坐下來稍稍喘口氣，看了一眼桌上待處理的文件，抓了茶杯走去零食櫃選了柚香綠茶，這種天氣適合清香系的。

「你們早餐吃了沒？我買了幾塊草仔粿。我早上走去捷運站剛好遇到這個賣粿的阿嬤，她沒有每天出來，她做的麻糬也很好吃，下次再買，粿我放在這裡你們自己拿。」

「耶！又有好吃的點心。」

「最近天氣開始變熱，菜長的很快，雜草也長的很快，我拔的雜草比收的菜還多勒。」師父從菜籃車拿出一袋紅鳳菜，一袋地瓜葉，一把被蟲子吃的都是洞，看起來就是很有機的蔬菜，還有幾串瘦瘦的芭蕉。

「這些菜中午可以煮來吃，地瓜葉我有挑過，燙過加點醬油就很好吃。我們那個醬油很好，外面賣的都是速成的，古法釀的才會有豆香，加什麼都好吃。今天有幾個志工回來吃飯？」

「第一組的早上去看病人中午會回來，連新的志工有三個。師父你什麼時候有空我大概跟你過一下今年安寧靈性關懷人員培訓的教材，宗惇師父和道濟師父跟阿長說了，有幾堂課的內容需要微調。」

「好。你要跟今天來廚房幫忙的志工說今天吃飯的會有多少人，還有這些菜。」

德嘉師父手機響起，是 Line 的訊息。他的手機裡滿滿的群組以及訊息。

疾管家/個案 538 訪視紀錄/個案 515 訪視紀錄/宗惇師父/大悲居家關懷訪視 2 組/阿長/關懷秘書組/大悲居家關懷訪視 4 組/紀錄片籌拍小組/大悲居家關懷訪視 1 組/道濟師父/專業培訓課程/個案 518 訪視紀錄……

「師父！你在看什麼？」

德嘉師父瞇著笑笑的雙眼，然後把手機推給志工看：「你看看這隻醜醜的台灣土狗但是牠笑起來真的好可愛，跟牠的主人越看越像。」

「還真的哩，你跟你的狗狗好像也越來越像，只是牠的髮型比較好看，哈哈哈。好了，不鬧你了，今天工作很多。」

「是！我先處理那些 Line 上面的問題，給我半個鐘頭。」說完德嘉師父回到他窄小的間格裡。

「對了，宗惇師父昨天問你的要記得回喔，不可以已讀然後思考很久沒有回。」

「是！但是他每次問的問題都很難回，我不是不要回，我是需要時間好好的想過才回。」

鈴鈴鈴！鈴鈴鈴！學苑的座機響起：「大悲學苑您好，請問您要諮詢哪方面的事務。好的，了解，請問這位病人是您的父親，是，沒錯。方便的話是不是可以跟您約個時間碰面讓我們更清楚狀況。」

同時間，廚房裡鍋鏟也熱烈忙碌著，紅鳳菜炒薑、燙地瓜葉、天貝、香煎豆腐、香菇菱角湯。這是今日大悲學苑的午餐。

實習志工土豆來會談

「師父好。」

「土豆，你坐這裡。」

「謝謝師父。」

「你等我一下我去拿我的茶杯。」

「好。」

學苑大廳的小桌前，土豆面對菩薩坐的非常端正。陸續有人進來換了拖鞋走上二樓，門口看板寫著下午有心靈拼貼的課程。

「基礎跟專業的課程你都上完了，但，怎麼會想要來當志工？」德嘉師父有點嚴肅地問這眼前這位新志工。

「師父，老實說我一開始根本沒有想要當志工，只是想來聽聽你們怎麼說『死』。我阿公跟我很好，他走的時候我很小，也沒有覺得恐怖。可是這些事好像遇到愈多或是知道愈多就愈害怕。最給我刺激的是幾年前的農曆七月，我跟向我買菜的客人提醒最近有些事要注意，有些地方不要去什麼的，因為他是外國人，想說他是外國人什麼都不知道。ㄟ，他竟然笑我耶，客人說沒這回事，他還說他們天主教徒死掉之後就回到天國變成天使，他不信這些。都是天使耶，怎麼會這樣，我那時候就開始覺得不對啊，這非常的不公平，為什麼我們死了之後是阿飄，他們就做天使，對不對？我看美國的電影，好像也是這樣演。我在想如果是這樣，我也想要做天使，當然不是現在啦。可是如果去當天使，旁邊是不是都是外國人？那這樣我會不會見不到家人？還要講英文！你知道，他們都是外國人，我連 **ABCD** 都背不齊了，還講英文勒。我自己也有上網啊，找一些人聊，你知道不是隨便人都可以聊，像老人家就很忌諱。像我阿姨就罵我說幹嘛想這些有的沒有的。說到我阿姨，她不准我講死，可是她講話常常會講誰三八的要死、醜死了、好吃的要命，要命不就是死嗎。剛好有朋友跟我提到他親戚跟大悲的經驗，就想說來了解看看。ㄟ，感覺這裡沒有很恐怖，人也沒有怪怪的，沒有一大堆穿制服的，除了警察跟消防隊，我很怕穿制服的，這地方看起來也很正常，不會陰陰的，就想說好吧來上上課，怎知道上完之後居然被選上可以當志工，我從小到大都沒有被選上過什麼。我又看看那些志工好像也很正常，沒有怪怪的，那就試試看。但是坦白說我心裡是有點怕怕的，要是有病人突然在我面前就那個了，要怎麼辦？」

「主動尋找答案這樣很好。你有學習的心，從病人身上可以學習到很多。我們都一直在學習。也是因為因緣成熟你才會跟大悲結緣。至於你講到天主教，你知道我們也有志工是天主教徒嗎？」

「天主教？真的嗎？他們怎麼會來這？你們是佛教說。」

「對啊，也有志工是沒有宗教信仰的。我們服務的病人不限任何宗教，我們尊重每個人的信仰，從來不會去改變別人的信仰。」

「有信仰的人都會想要把我帶去他們的團體，教堂宮廟我都被帶去過。出國去玩的時候我都去過，你知道國外有些教堂下面都有墳墓！」

「我們要尊重每個人的信仰。我們為什麼需要信仰？因為要尋求心靈的平靜和力量。我遇見基督徒或是天主教徒，緊急時也會陪他們一起禱告，**病人可以得到平靜跟內在的力量才是最重要的**，不是嗎。」

「師父，你也會阿門喔。你確定你可以這樣嗎？」

「換個角度想，當你在病榻前突然有人要來改變你的信仰，你會有什麼感受？」

「我會說你是哪根蔥，然後問候他哪裡不舒服。」

「感受很不好對不對？」

土豆一直點頭。

德嘉師父拿出手機，找出第一組的群組，不到一個鐘頭又進來十幾封訊息要回。

「你下周一下午有空嗎？第一組下周一會去看病人，你要不要跟去看？」

「周一下午嗯，應該是可以。那我需要準備些什麼？」

「你等等去找秘書拿大悲的背心，看病人要穿上。你去看就好了，去學習。時間地點待會兒秘書會傳給你。」

「還有什麼問題？」

「嗯，沒有阿飄嗎？」

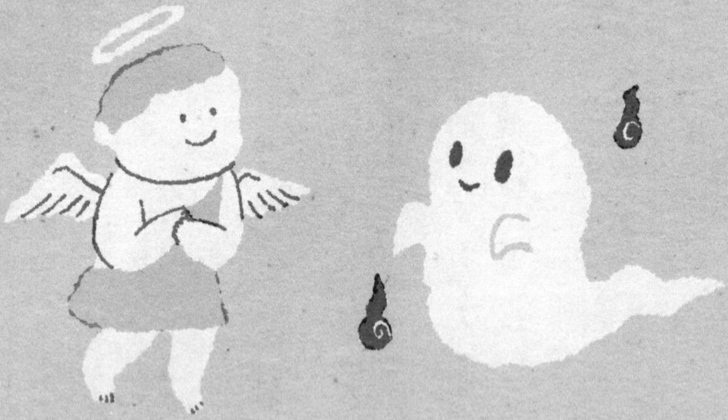

「你說呢？你有看到嗎？」

「那七月呢？」

「你七月的時候要不要來看看。我們周休二日，平日都有開。」

「喔，是這樣的，我看看，那個月工作好像會比較忙。」

唉呦喂呀

「土豆，你第一次去看病人，怎麼樣？有什麼感受？」

「唉呦喂呀師父，你有去看過這個阿嬤嗎？」

「有啊，我們收案到現在已經有一年多了，阿長也去過好幾次，道濟師父也是。」

「師父，怎麼會這樣？唉呦喂呀！我在菜市場大學走跳這麼多年，雖然沒讀甚麼書但是什麼沒看過，但是這個真的很那個那個。」土豆一邊說一邊搖頭嘆氣。

「那個那個是什麼？」

「就是心肝糾結成一丸，胸悶。怎麼會是這樣？」

「嗯，你繼續說。」

「要怎麼說？一個人包著尿布躺在床上不能動，只有右手還可以動一點點，連遙控器都拿不動，說話也不清楚很小聲。」

「你沒有過親人的經歷？」

「我阿伯活到九十幾歲，他要走之前不是這樣，他只是變得很慢很慢，然後會一直重複他說的話。還好那天我伯母堂姊沒有叫救護車，就讓阿伯一直慢慢慢慢的，然後就走了。我爸更快，心肌梗塞，電了幾下就掰掰了。」

「所以你沒有見過末期的病人？」

「沒有，很久以前有個長輩也是末期，到最後半年好像都沒有進食，半年沒吃會瘦成怎樣，她本來是有點胖胖的阿桑。我跟她女兒說想去看她媽但是被拒絕。可能是需要休息，現在想想應該是不想讓我們看到她的樣子。這個長輩一向都很優雅，客氣，很照顧人，很像標準的日本太太照顧家裡老的小的，很辛苦，人很好。」

「是啊，你樣子很不好看會想要見人嗎？」

「阿嬤不能下床，講話聲音又小，也沒有看護，只有小兒子在照顧，他兒子又不可能一整天都在病床邊待著，她想要什麼兒子在客廳怎麼會聽得到，又不是說她有 KTV 的服務鈴可以按。整天只能躺在床上，自己也不會翻身，有電視可以看但也沒有辦法轉台，熱的時候盡量把毯子踢到邊邊，冷的時候拉也拉不動被子，她就只能躺在床上看什麼時候兒子過來床邊給她喝口水、餵她吃點小東西、幫她換尿布。讓兒子幫自己換尿布應該很不容易，對她兒子也是吧。」

「身體會退化，你以前可以做的漸漸做不到，疾病的進程會加速失能，到最後最基本的日常起居我們都需要別人的幫忙，就像小嬰兒一樣。」

「對啊，以前熬夜補個眠就回來了，現在要睡一個禮拜還在打哈欠。」

「你還觀察到什麼？」

「阿嬤的手指甲很長，有黑黑的垢，她應該很久沒有洗澡吧。」

「夏天沒洗澡是不是黏踢踢的很不舒服？」

「我每天在菜市場流汗流的跟在桑拿裡一樣，師父你不要看我在菜市場賣菜，我夏天每天都要沖好幾次涼的。」

「我們第一次在醫院見到這阿嬤的時候她已經四、五個月沒有洗澡了。她一直住在普通病房接受標靶治療，這容易讓她腹瀉，但是她平時只能擦擦澡而已。」

「蛤！四、五個月！為什麼？怎麼可能？為什麼不幫她洗？這樣很不舒服ㄟ，怎麼會睡的好？」

「一般病房沒有洗澡機，只有安寧病房才有。她後來回到家之後阿長還特別從醫院借活動洗澡床然後扛去她家，找了志工一起去幫她洗澡，搞得人仰馬翻，因為除了阿長外，大家都沒有幫病人洗澡的經驗。」

「唉呦，阿長自己也是阿嬤說！她孫子的油飯我有吃到。我都不知道洗澡機只有安寧病房才有，洗個澡這麼困難。唉呦唉呦，想到阿長扛那活動洗澡床我的腰就痛。我還是每天都在搬貨，算是有在練的。」

「阿長對病人就是這樣，我們都要彼此提醒大家的年紀都不小了。」

「你沒有頭髮看不太出來年紀，這樣也不錯。不過我們是上過安寧的課，要不然大家聽到安寧都覺得就是放著什麼事都不做，就是等死。」

「是啊，這個阿嬤的家人到現在還不讓她知道病情，家族的長輩很排斥安寧，覺得這樣很不孝。但事實是**安寧可以讓她的生活品質好很多**，至少基本身體的清潔可以讓她舒服很多，你看她這樣是不是很辛苦？很多病人到了生命的末期還是不願意面對死亡，拼命地做各種積極的治療，可是身體其實是承受不了的，治療無效到最後失落感會很大，看了真的會很不捨。」

「師父，阿嬤都不知道自己的狀況嗎？」

「你覺得？」

「應該加減知道吧，自己的身體，而且在床上躺了那麼久了。講到這個，阿嬤應該是知道的吧，因為我們一進去阿嬤就跟學長說有阿飄，聽不清楚是衣櫃裡有阿飄，還是她睡覺的時候要來抓她，她很害怕。她一直重複，然後眼睛會盯著一個地方看，搞的我也覺得毛毛的。」

「你覺得她是真的有看到嗎？」

「我怎麼會知道？跟阿飄有關的應該是你比較懂，我當然希望沒有，ㄟ很恐怖耶！要是真的有阿飄來抓她，她又動不了，真的很恐怖。」

「你如果是她，沒人坦白跟你說真正的病情，困在那個身體裡，你會不會開始想東想西的？」

「嗯也是，什麼都不知道會覺得很不安心。」

「你這麼怕阿飄是有看過嗎？看過阿飄殺人放火嗎？」

「唉呦是沒有啦！也對啦，阿飄就是飄飄飄，人還是比較可怕，像花蓮太魯閣號那個渾蛋，他一次就讓這麼多人死掉，事情發生了還在那裏吃檳榔喝飲料，這根本不是意外事件，根本是謀殺，比黑道殺人還離譜，我希望這種人將來不得好死，下到十八層再十八層地獄。」土豆張開右手然後慢慢握緊好像要用力把什麼東西捏碎似的。

「『不得好死』真的是很大的懲罰。」

「師父我跟你說喔，電影都騙人的，電影裡的人都是「啊」一聲就走了，很乾脆，但才不是這樣，現實社會沒有這麼輕鬆。電影真的很會騙人。」

「對啊，**死亡是一個過程，在這個過程裡會發生許多事，最好能先瞭解。**」

「要好好的死好像沒有那麼簡單。不是「啊」這樣一聲就OK了。」

「你很幸運有這個機會可以**跟病人學習**，將來就比較知道要怎麼面對。」

「我不知道我會怎麼面對，但是我至少知道安寧會讓我比較舒服，嗎啡給我打好打滿，然後我要洗澡。」

「嗯，你還有很多需要學習。那看過病人你有什麼感受？」

「感受？就是阿嬤很辛苦啊。」

「這不是感受。」

「她很可憐啊，心理很不安才會一直講阿飄啊。」

「這不是感受。」

「什麼感受？就是心肝結成一丸，然後回去我就先衝去全聯扛了一箱發酵麥汁，現在去還可以換貼紙。」

「發酵麥汁？」

「台啤啦！」

「有這麼好喝嗎？」

「唉呦沒有好喝，沒有沒有，就很熱啊，菜市場的人都是這樣降火氣的。你喝青草茶還是苦茶一樣可以降火。仙草愛玉也很好，但是糖水不要加太多。」

「土豆，你確定要當大悲的志工嗎？你結成一丸的心肝不一定每次都可以用發酵麥汁來放鬆喔。」德嘉師父試圖保持臉部的微笑，並不想嚇走才第一次訪視病人的志工。

土豆看到了師父微笑後面的東西，然後鼓起勇氣問：「師父，面對死亡真的可以不恐懼嗎？」

◆師父的話◆

為什麼要有靈性關懷？什麼樣的人適合擔任靈性關懷人員（志工）？可能有人會說：人生閱歷豐富、充滿自信、口若懸河滔滔不絕、有很多方法可以教人的人適合擔任靈性關懷人員。

實務照顧現場可能不是如此。我們所照顧的每一位病人都經歷了他自己的漫漫人生路，可能有太多前塵往事不堪回首，有太多錯綜複雜的心情故事需要盤點，親朋好友卻不見得能幫上忙。

這時候如果幸運的，能夠遇到經過培訓、懂得傾聽同理、不會反客為主的靈性關懷人員陪伴，幫助病人臨終前看見自己獨特的生命風姿、方向與力量，是莫大的福報。

土豆有點天兵、有點無厘頭，卻聰明、善良、對生命有意義感、滿懷學習熱忱、能敏銳感受他人的苦、能自我覺察並有所反思、能與團隊一起工作，是適合擔任靈性關懷人員的特質。原本對於生死的困惑帶領他走到大悲學苑，在師長循序漸進的引導下，漸漸學習自己的關懷方式。

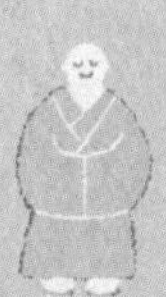

師父的口袋裡有很多招

五月一日　時間不等人，病情的變化也是

禮拜一下午一點四十五分，捷運永春站跟平常的日子一樣，來往的人腳步反映信心，快速準確的走向各個出口，不需要再看地圖確認。土豆提早幾分鐘到，站在服務站前把大悲的背心穿上，水藍色的背心在人群中顯眼的程度不輸給捷運清潔人員。

「今天不要穿背心，病人看到我們就好像看到死神一樣」，土豆跟學長約在捷運站 2 號出口，從捷運站走去病人家大概要10分鐘。

「死神？可以幫我拿一下包包嗎？」，學長接過背包等土豆把背心脫下摺好塞進。

「出去往右邊走，過馬路到對面公園那邊，對啊，病人很怕我們講到死亡。」

「新天堂出了一款遊戲就是叫死神，非常受歡迎！韓劇好幾齣主角也是死神，死神是不是受歡迎，我覺得要先改變死神的形象，一定要帥氣，你想想看，你的死神如果是孔劉，不是恐龍，那你會很害怕嗎？你不會啊，你應該會很開心。」

「你三八阿花啦！」

「真的啦，形象很重要。」

「知道啦，但不亂說話也很重要，話噴出去是收不回來。病人三十幾歲，半年前常常嘔吐，去檢查是胃癌馬上安排開刀，沒多久沾黏又回去開了一次，化療、放療都做了……」

「效果不是很理想？」

「嗯。」

「擴散？」

「嗯。到了，前面這棟。」學長把手機拿出來對著一樓的對講機確認是哪一戶。

「左邊那棟，按三樓門鈴。」

這是一間大約五十年的舊公寓，樓梯間的窗花是鏤空的，很通風，陽光會從空隙灑進來，雨大的時候也是。

六十來歲的林伯伯從陽台的鞋櫃拿出兩雙拖鞋，順道彎腰把客人的鞋子擺好：「你們中午吃過了嗎？附近有家很有名的炒米粉，用餐時間人很多，外面常常排一堆送餐的。要不要喝什麼飲料？我等等開個冷氣，今天突然變好熱，你們坐一下我去叫我兒子。」林伯伯應該一陣子沒染頭髮了，顏色退的變有點咖啡紅，髮漩那邊的色階特別清楚，從頭皮長出來的都很白，不知道是這年紀應該有的白還是因為兒子。

還沒進客廳就聞到煎藥的味道，好幾味的配方，沒辦法馬上聞出來是那些藥材，不像是人蔘或是當歸那樣容易辨識。

「你們坐一下，他馬上就過來了。」

小武穿了件大兩號的長袖家居服從房間慢慢地走出來，走到單人沙發前，整個人往後倒，被沙發牢牢地接住，像捕手手套裡的棒球。

體態、臉色、髮量、髮質、走路的樣子全都透露出他生病了，這不是三十多歲的人該有的體態跟樣貌。癌症就是這樣，就是這麼直白，毫不隱藏它的存在。

林媽媽從廚房走出來端了一杯茶放在小武前面，她的眼睛紅紅的，有些血絲。

「幫我把電視轉到體育台，湖人對熱火」，小武對著電視螢幕說：「這場快打完了……台灣夏天真不適合戶外運動，下去打一定中暑，羽球跟桌球還可以，亞洲人可以打，不過橄欖球籃球這種亞洲人就比不過外國人，他們都好大隻」，喝了一小口茶，那苦味讓小武眉頭眼睛馬上揪成一團，有點像憤怒鳥。

「羽球跟桌球的速度都好快，球都不知道飛去哪裡。」土豆接了小武的話。

「打電玩的選手反應也是要很快。我太久沒有玩了，退步不少，我約了中醫針灸，看針了之後身體可不可以靈活一點。」

電視裡的播報員說：「各位觀眾歡迎你們回來，下半場即將開始，稍後一下，請不要轉台。今天的主場在洛杉磯。」

學長跟土豆互看了一眼。還好這是籃球，棒球的話那就累了。

「針灸很好啊，那你嘔吐的狀況有沒有好點？」

「有，好很多，最近喝一帖煎藥有幫助，我舅舅認識的中醫師給的配方，迪化街這家藥材不錯，很實在，我媽都去那買，你以後買藥材可以去這家，報我媽的名字搞不好老闆娘還會送東西，她很會做生意。」

「那你一定要把這家店傳給我。」

「唉！湖人在幹嘛啦，打得超爛，進攻弱就算了，連防守都這麼差！沒有柯比真的不好看，像剛剛那球要是柯比，轉個身一定會進。」

「唉！柯比，真是讓人捨不得。」

「我到現在還是不敢相信，直升機就這樣掉下來。怎麼連他的女兒也一起帶走！上帝是不是太過分了！」

「真的，連我不是球迷都很難過……」

「黑曼巴，他還得過奧斯卡！」

「對！都忘了他得過奧斯卡耶，真的好可惜。才剛退休而已，他的紀念會你有看嗎？魔術強生、喬登都有上台，聽他們講完會更喜歡曼巴。」

「有啊，永遠的黑曼巴！」，小武說完隨即雙手按在茶几的邊緣，用手撐在桌上比較好站起來。「你們慢慢坐，時間差不多了，我要準備去針灸了。」

「蛤！現在？」

五月八日 社交軟體上的美好

該死的社交軟體，歡樂的派對、戀人、美肌美食，放送一切修飾過的美好，簡直比泡麵廣告還超過，泡麵廣告至少都還被法規要求要加上一句警語「圖片僅供調理參考，實際內容參見標示」。

「你知道嗎，我現在應該在加州跟那些老外開會的，結果居然是這個傢伙去！他去提的案子都是我想的，架構都是我整理出來的，他偷走我的 idea，我的案子！臉皮比監獄的牆還厚。」小武坐在32吋專業電競玩家曲面顯示器前，打開的網頁牆上盡是那傢伙加州出差的照片，身穿西裝脖子掛著識別證，一派輕鬆右手拿著啤酒在迎賓酒會跟各國的同事說笑、在研討會報告台灣的案子、會後一群人殺去聖荷西第一家精釀啤酒館，喝的臉紅的團體 selfie，年輕人的青春燦笑。隨便一張照片就有好幾十個人按讚。

「這個人真的很狡猾，他常來找我聊天，問我工作上的事，然後我的想法就變成他的！還跟老闆和其他同事說那都是他想的」。

「這個人怎麼這樣！真是太糟糕了！」

小武已經好久都沒有跟朋友連絡了，剛開完刀的時候還有幾個比較好的朋友來看他，開始化療之後他就不再讓朋友來了。上週從醫院回來時在一樓遇見幾十年的鄰居張媽媽，張媽媽跟小武媽寒暄了好幾句後才突然認出眼前這個乾瘦的病人是小武，張媽媽來不及掩飾驚訝的表情，尷尬地打了招呼後，奮力爬上二樓躲進家門。小武不想跟朋友的見面只有慰問與尷尬。

「咚、咚、咚、咚、」平日的下午兩點多，隔壁一樓的幼兒園動了起來，順著老公寓樓梯間傳來小朋友拍打鈴鼓唱歌的聲音。幼兒園的小孩子丹田有力，興奮起來喜歡跺腳尖叫，一、二十位小孩跳起舞來，樓地板跟著微微震動。

時間回到半年前，小武在社交軟體上也是挺活躍的，信義區的夜店、微風之夜、好難訂到位的 RAW、在台東跨年看煙火、去北海道滑雪、公司尾牙帶部門上台跳韓國女團的舞曲，還扮女裝踩高跟鞋。

青春褪色好快，原本規劃好的年度計劃通通被癌症劃掉，手機的行事曆上現在只剩醫院預約的單調門診。

五月十三日　從來都只有別人羨慕我

「我從小都沒羨慕過別人，我要的都可以得到，要什麼有什麼。」——的確，從幼稚園開始小武用的文具都是日本的，長大後他是朋友圈裡第一個有手機的人。早期手機號碼可不是你隨便走進一家店就可以拿到，是需要排隊的。嫌大學離家太遠，家裡就幫他買部車子代步。他房間裡有一個櫃子上面都是他用過的蘋果，第一代的 iPod、Mini iPod、好幾代的 iPhone，書桌上的也是 Mac。

「有車真的很方便，還可以幫同學追女生。有同學曾經追一個讀逢甲的，為了這個女生我不知道開車帶他下去台中多少趟。不過也因為這樣我才知道台中有好多好玩的地方，外地人不知道的。」

「有追到嗎？」

「有，我們一群兄弟助攻，當然有！真的是那一年我們一起追的女生！他告白的時候我們一群四肢不協調的還在後面伴舞放音樂，搞得好像在拍偶像劇一樣。」

「哈哈哈！看起來一定很像二十幾年前沒版權的音樂錄影帶，現在去鄉下的庭園 KTV 應該還可以點得到！」

「嘿，一群人陣仗擺出來很帥耶。我常常載同學去山上海邊玩，那時候墾丁春吶還很流行，傍晚出發，大家輪流開一路殺到墾丁，白天先去南灣游泳，在海灘上補眠睡覺，可以省住宿費，海風吹來的時候真的很舒服，睡飽了晚上再去春吶，半夜兩三點回去民宿，繼續打屁聊天到天亮。」

「我還沒去過春吶呢。」

「我們每年都會去，後來跟民宿的老闆變的很熟，他上來台北的時候我們都會出來吃飯。」

「同學們一定都很羨慕你。」

「地球永遠看不到月亮的背面，但是應該都被外星人看光光！」小武俏皮地眨了眨眼睛。

五月二十日　要怎麼原諒？

小武靠坐在病床上，早上醫師才來抽過腹水，身體稍微輕鬆一點。病房裡只剩下印尼籍的看護，剛剛才幫他刮完臉上稀疏的鬍渣。

「要怎麼樣才能做到原諒？」小武對著看護，指著一旁沙發上的靠枕說：「幫我放在背後，」右手吃力地往前伸，有點費力地撈起卡在護欄的遙控器，靠枕墊在後面好像又太高了，擠到肚子，把床頭再放低一點點，讓自己坐在病床上眼睛可以平視師父。「他們說原諒就是放過自己，道理都懂但是說放下要怎麼做到？又不是像個包包可以這樣就放下！」

「師父！告訴我方法，我要你告訴我怎麼做到，那些聽起來很有智慧的大道理，什麼空，什麼因緣，對我沒幫助。」

土豆轉頭向小武說：「師父口袋裡有很多招，肯定有一招派得上用場！」

德嘉師父把椅子拉近病床邊，「你說的沒錯，道理我們都知道，要做到又是另一回事。就好像大家都知道甜甜好喝的珍珠奶茶對身體不好，但是吃完午飯大家還是喜歡來一杯。你是不是也是很喜歡喝珍珠奶茶？」

「不是珍珠奶茶，我喜歡芋泥西米露、椰果水果茶，要看季節。」

「說要減重的人，每天還是喝珍奶，這樣怎麼減？原諒其實也是這樣。」

「減重跟意志力有關，怎麼會一樣？」

「這件你沒有辦法原諒的事情是不是你在腦子裡不斷的重演，每次想到都會有很多情緒，是吧？」

小武吃力地把雙手撐在床上，想要讓自己坐挺一點，「我不斷想到他們怎麼這樣對我？他們幹了那些事，他們為什麼要傷害我。為什麼他們可以這樣對我？」

「除了這些無解的疑問外，你有什麼感受？」

「我很生氣、難過、憤怒，氣到發抖。」

「越想越覺得他們可惡？」

「他們真的就是這麼可惡。」

「你的腦子一直在複習這個事件，負面情緒也一直被加深放大，像在你跌倒的傷口一直敲打。」

「我就是不想要這樣，很煩躁。」

「那我們要想個方法讓這齣戲不要一直重播，不要像肥皂劇一樣，越演越誇張。」

「什麼方法？」

「試試看把自己從這個故事抽離一點點？當你想到這件事的時候把自己當成第三者，你是旁觀者，就像在看一部電影。情緒來的時候也是，就靜靜地觀察它，讓它來了，讓它過去。」

「我是當事人啊，我怎麼是旁觀者？」

「現在的你還是那個時候的小武嗎？那些都是發生在過去。」

「是，可是我還在痛啊！」

「很沉重？像磚頭一樣？」

「嗯。」

「因為你還投入在那個時候的故事裡，你沒有回到當下，不在此刻，你活在回憶裡。」

「不懂。」

「你讓這些情緒掌控了你。但是有個破除的方式，**當一個旁觀者，當情緒來的時候告訴它，你允許自己有這些情緒，你也很清楚的知道它不是你。**」

「不懂。」

「小時候你被打了一巴掌，那個巴掌還一直在你的腦子裡啪啪啪響嗎？」

「不一樣！」

「不一樣嗎？你把那巴掌留在過去，卻選擇把那塊磚頭從過去扛到現今。原諒不是忘記別人對你造成的傷害，**原諒是因為疼惜自己，不要讓情緒這麼折磨你**。出去旅行你會放一塊磚頭在你的背包裡嗎？拿掉吧。」

「有這麼容易嗎？」

「要不要試試看？」

小武閉上眼睛，腦子裡閃過好幾個片段。

「把沒有用的磚頭丟掉，走起來會更輕鬆愉快」

「叮叮叮叮！叮叮叮叮！」小武的電話響了，「唉呦，就我放襪子的抽屜，怎麼會沒有？襪子都是你洗的，怎麼每次都會洗不見。」「我媽啦，好多雙襪子被她拿去洗都只剩下一隻，真不知道她怎麼辦到的！」

「阿香，我中午的午餐還沒喝完，我要繼續喝。」

五月二十五日　錯過不是過錯

「我這輩子最大的遺憾是沒有跟我最愛的人結婚。」小武深吸了一口氣，用力吞了口水把在卡喉頭的哽咽嚥下去。

「我女朋友跟我在一起五、六年，我跟他爸媽也都很熟，過年過節該做的我都會做。我有個同事跟她男朋友在一起八年分手，她說她覺得自己就像離婚的女人一樣，真的是這樣。這輩子最了解我的人就只有她，讓我最甘願的也是她。

當初我很不能諒解她，可是現在我可以理解她為什麼要這麼做，有這樣強勢的婆婆誰受得了。她是個獨立又很有想法的人，高中大學都靠自己始打工賺學費。

我媽很傳統，把阿嬤以前對她的那套拿來對我女朋友，從來沒把她當客人，來我家吃飯還要進廚房幫忙，洗碗切水果泡茶都要做，人家她都還沒進門。我女朋友還幫我媽說話，說媽媽這樣是把她當作自己的女兒，但才不是這樣，我媽就不會這樣要求我妹。

她買給我媽的水果我媽一定不會吃，出國帶給她的土產也是一樣被她丟在一邊放到過期。

剛開始幾年我還會想要讓他們多相處，看看有沒有可能會變好一點，幾年下來我媽還是一樣，大姑姑小姑姑出來幫我說都沒用。

不過現在想想她選擇跟我分手是對的，雖然很痛，但是這樣的安排是好的。」

「怎麼說是好的？」

「她不會看到我現在的樣子。」

*

「土豆，這個狀況你覺得可以做些什麼？」

「回憶過去，痛苦的相思忘不了，為何你還來撥動我心跳——」土豆開始唱《新不了情》。

「拜託不要再唱了，我是在問你可以做些什麼？」

「師父，你知道跟失戀的人去 KTV 點這首歌，他們肯定哭得稀哩嘩啦，非常厲害的，進來送東西的服務生打開門後都撤退得很快！我是覺得小武對媽媽還是很糾結。」

德嘉師父想了一下：「土豆，你記得我們一直在說的同理嗎？病人常有無法理解的堅持，家屬也很容易有憤怒的情緒，我感覺現在小武的心理有兩大破洞，如果沒有補好，會讓他走得不平安，我們分工合作，你明天跟學長去找小武，我跟媽媽聊。還有訪視紀錄記得要交給秘書！」

*

「師父，他跟那個女朋友在一起我從來都沒說過什麼，我從沒去過他們住的地方。對還沒有娶進門的，我身為一個長輩來說，做得並沒有什麼不對。

你知道他們住在一起所有生活開銷都是我兒子在付，每年出國玩也都是我兒子出的。兩個還很會享受，一天到晚在FB都看到他們去吃大餐，連日本香港的米其林都去過！你說這樣的女生會幫忙持家嗎？我看家事都沒在做，衣服也是我兒子在洗。

戀愛是他們兩個人在談的，分手是那個女生決定的，跟我這個老媽有什麼關係！我又沒有叫他們分手，莫名其妙。」小武媽媽在安寧病房大廳裡講到激動，聲音忽然變得大聲，一旁的護理師探頭朝他們看了一下。

「大部分人對自己的家人總是比較任性，因為家人會體諒、不計較，但是也就是這樣往往忽略了家人的感受。而我們又不習慣跟家人坐下來溝通，說沒幾句大家情緒都上來，開始責備對方，到最後還是沒有溝通到。

家裡不是法庭，不是爭論對錯的地方，是講感情的。溝通不是說完了就算了，要先聽才有可能建立共同的看法，趁這機會**好好地聆聽，聽他心裡的話**。結打開了，心理會更舒坦，大家的心也會更靠近。」德嘉師父回應小武媽媽。

「等他心情好點的時候吧。」

「你清楚他現在的狀況？可能不允許再等等看。有時候吵架跟祝福一樣，也都有解決問題的力量，面對這個狀況不逃避是很難的，我知道。」

「可是醫生說他現在的狀況還算穩定，持續有在喝營養品，都有在進步啊……」

五月三十一日　真的只是一場夢

小武做了一場夢，他身在加州的陽光下，穿著最喜歡的那套西裝，為台上的同事熱烈鼓掌叫好，同事搭著他的肩，大家是一個團隊，燦爛的笑容勝過豔陽。他帶著笑容回頭張望，媽媽和女友竟然穿著一樣的洋裝對著他揮手。小武心想，我和同事終於是一個互相信任的團隊，沒想到媽媽也跟女朋友也變成一國了。多希望這是一場不會醒來的夢。

LINE

小武媽：

「師父，小武血壓突然掉到95/58。他的時間到了嗎？他已經準備好了嗎？」　1:36pm

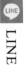

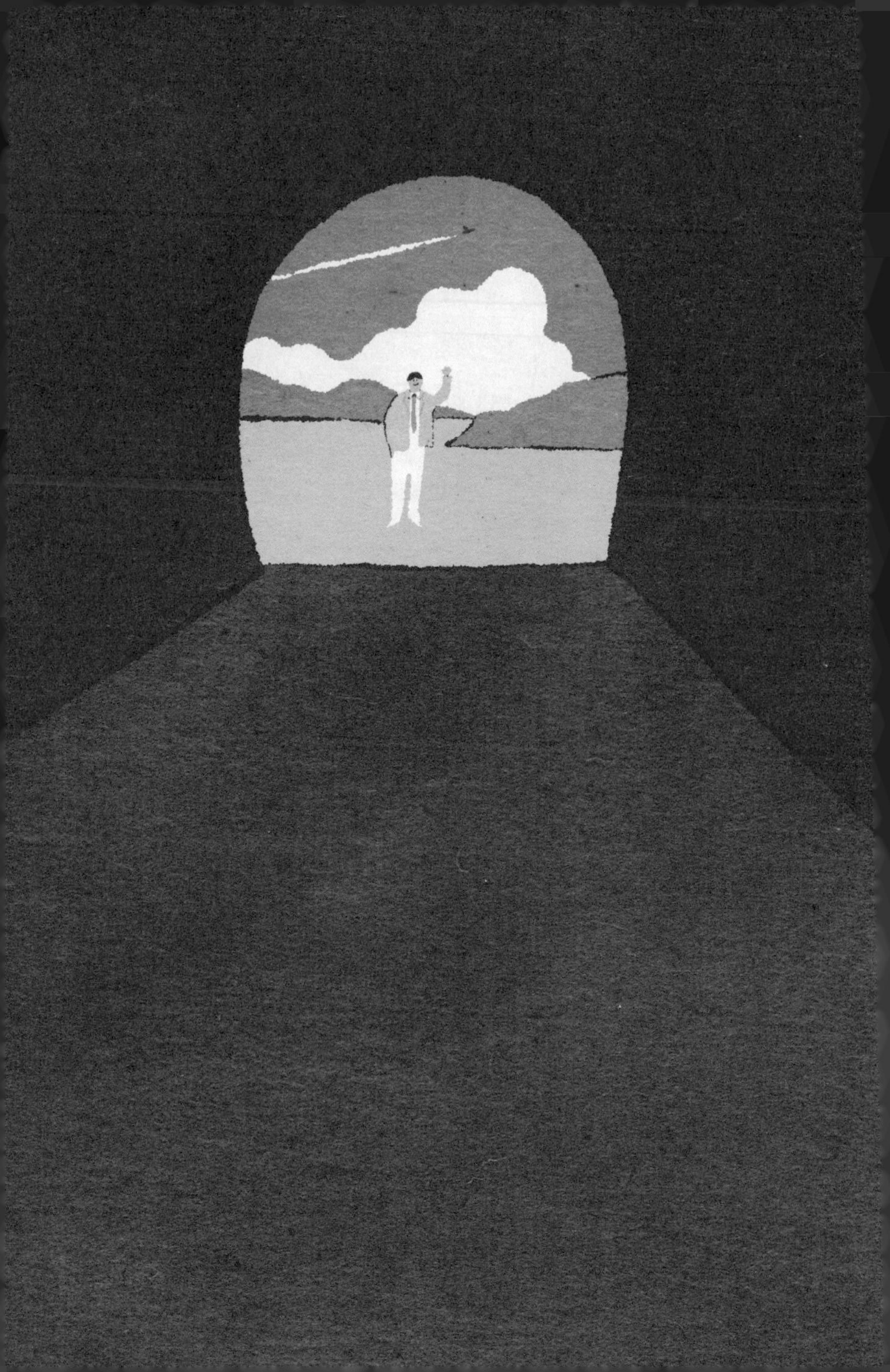

◆師父的話◆

五月一日，還在病榻上反覆承受著疾病與心靈劇苦交織的小武，如果預先知道最後的結果，他後來一個月的生活會有什麼不同？

五月三十一日，一向超載忍辱負重的身體，再也承受不住分毫，一夕土崩瓦解，所有的一切驟然停止，所有的一切都來不及。

來不及說出委屈，來不及跟媽媽和解，來不及道謝、道歉，來不及原諒，來不及道愛，來不及道別。

嘎然一聲，時空靜止在永遠的遺憾中。

再次細思，小武的變化並不是突然來到終點，就像我們也不是有一天突然變老一樣。每個人生活中，多少都有小武的困境與艱難。時間慢慢、慢慢，每一次覺得快要滅頂，但其實只要再多一個呼吸、多走一小步，就會發現前面那個情境都還有空間、還有機會。

特別的是，土豆跟小武年紀相仿，也有很多共同的話題。土豆不是家人，沒有預設立場，能更清明看到小武的困境，如果再多一點點時間，也許可以降低遺憾。

小武的示現幫助我們瞭解：每一個當下都可以是改變的機會，愛要及時。靈性關懷人員願意陪伴末期病人，尋找每一個當下的力量。

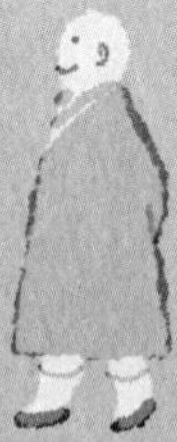

水面下的洋流一刻都沒停過

小桌上對折的報紙被電風扇吹得頁角掀起，落下，風扇一來，又被掀起，抖了兩下，又落下。

大圓餐桌的轉盤上有個小碟子，裡面擺了顆雞蛋，田伯抓起雞蛋在桌上滾了幾下，往轉盤的邊邊一敲，裂開的半熟蛋一下子全流到碟子裡，一些蛋白還黏在蛋殼上。

「在新加坡傳統的咖啡廳裡他們還會再撒些白胡椒粉，我也很喜歡那種吃法，只是現在比較刺激的都盡量避免，就連咖啡也戒了，現在只能泡來聞香，我這裡還有幾包莊園級的豆子，便利商店的咖啡我喝一口就沒辦法了。真的受不了的時候，我會拿幾顆豆子來嚼嚼，過過乾癮。」田伯一看就是那種很洋氣的成功商人。

「這種蛋是要怎麼煮？新加坡人會這樣吃喔？感覺好洋派耶！」雖然大部分的時間都在市場，土豆對食物的烹調方式還是很好奇。

「這種半熟蛋是我去新加坡做生意的時候朋友教的，這種蛋的煮法很省事，也省瓦斯，水滾了把蛋放進去馬上關火，蓋上鍋蓋，悶個五分鐘就可以了，也可以用保溫杯。」田伯伯順手把轉盤撥了一下，小瓶的龜甲萬轉到面前，輕輕地滴了幾滴在蛋上。

「阿桃！你怎麼沒有給我湯匙！這樣我是要怎麼吃？再拿一個碟子來放蛋殼！」

阿桃在廚房聽到馬上拉開抽屜，翻了翻，挑了兩根大小不同的小湯匙，「老闆，要哪一個？」

「要這個啦，你怎麼到現在還搞不清楚！真是的！」田伯用手指著小根的，稍微抬起頭，斜眼看了阿桃。

田伯用喝咖啡的那種小湯匙把醬油和稍微凝固的蛋白輕輕拌一下，特別閃開蛋黃。「蛋煮的好不好就看它流出來的速度，流不出來就是悶過頭，流太快也不行，太生了，差個幾秒就完全不一樣。這個配咖椰吐司也很好吃，椰子做的抹醬，南洋人都習慣這樣吃。」

田伯撕下一小塊吐司，直直地戳進半熟蛋的蛋黃，把吐司當作湯匙一樣把蛋黃餚起來送進嘴裡，幾滴濃稠的蛋黃還來不及送進嘴裡就掉在桌上，一滴掉在胸前。「阿桃！拿抹布來！」順手抽了一張餐桌上的面紙，試圖把胸前的那滴蛋黃鏟到面紙上。

「雞蛋很好玩，生的時候很脆弱，碰一下就破，但是加熱之後就變有彈性了，沒那麼脆弱，掉到地上也不會破，還會彈起來，跟人一樣，需要有點壓力。石頭壓久了也會變鑽石。」

「阿桃！湯你在燉了嗎？用小火喔，豬肺有沒有先過沸水？要弄乾淨，湯色才好看，你們越南河粉的湯這麼清，妳怎麼都做不好！」

「廣東人很愛煲湯，每天都會喝，你看香港的生活這麼緊張但是香港人很長壽的，他們非常懂得用煲湯來養身。我以前在東莞請的阿姨也很會煲湯，喝久了養身補氣，就養成了習慣，我現在每天都會叫阿桃煲湯，她也可以喝，你看我這老闆是不是很好。」

「老闆，我們河粉都是在外面吃，跟你們吃麵線一樣。」阿桃一邊回嘴一邊擦著滴在桌上的蛋黃跟蛋殼、麵包屑。

「你看看我多命苦，她中文講得不怎麼樣，叫她做什麼的時候都聽不懂，頂嘴的時候中文就沒問題。」

「老闆，你的藥在這裡。」阿桃把田伯伯每日分配好的藥盒放在一杯開水旁。

「我今天叫她燉西洋菜豬肺湯，裡面放南北杏、陳皮啊薑啊，可以清肺解熱，化痰止咳。白杏仁跟百合、蜜棗適合燥熱的時候燉來喝。台灣空氣這麼糟，你們也可以燉來喝，清肺。」

客廳沙發旁擺了一台空氣清淨機，飯桌旁也有一台。

「田伯，你真幸福，都有人每天煲湯給你喝，讓你養身補氣。」土豆好不容易插了幾句話。

「只要願意花錢請人就有了，阿伯我一輩子打拼事業，以前在東莞光是家裡的傭人司機就有三個。」

「阿桃，去頂樓澆水！順便摘一些薄荷葉下來泡茶，還有一顆青木瓜。」

「住頂樓的好處就是上面多一個空中花園可以用，我在上面種了很多植物，連木瓜種在盆栽裡都還有結果，冒出來好多顆，不大就是了，但是都有甜。木瓜拿來煲湯也很好。天氣好的時候我會上去花園坐坐，泡壺好茶，一邊整理花花草草，也拍拍照片，非常享受的，下雨的時候也有另一種美感，拍出來的照片有另一種層次。下次帶你們上去坐坐喝茶。」

「現在的人也很喜歡拍照，不管在做什麼都要拍照然後上傳。」

「我從年輕的時候就很喜歡拍照，那時候都還要用底片，一卷只有36張，拍完還要拿去照相館洗。唉，你們年輕人都不知道底片是什麼。你們不知道等待照片沖出來的那種期待，要沖出來才會知道拍的好不好，不像現在手機馬上就可以看，而且洗照片很貴的。」

「我當然知道底片是什麼，我小時候也用過。我一個同學家裡還是開沖洗店，本來生意很好，可是數位相機一開始流行之後，他們家的店就收了。」

「我朋友都說我照片拍得很好，你們剛才上來的時候在樓梯間牆上有沒有看到那些照片？全部都是我拍的！現在人拍照都沒技術，那些 app 我都不用，我靠的是實力，真的攝影技術，現在的人都亂拍。改天你們過來找些我的作品給你們看，眼見為憑，你們就知道我不是老王賣瓜。」

「阿桃，你有沒有轉小火？火太大了，湯太滾了，我在這裡就聞得出來，你有沒有在聽啊？」

預購未來

「我們早晚總是要走這條路，這沒有什麼，誰沒走過，是不是？我的身後契約跟塔位都買好了，真的沒什麼，你知道嗎，以前的澎湖人會先把自己的棺材買好擺在家裡。我選的位置很好，前面以後會種一大片櫻花樹，等那些櫻花長大，就跟上野公園一樣，比大安森林公園還漂亮，看出去是海，很開闊，非常舒服。他們以後如果想到我的時候可以一起約在這塊草地上野餐，聊聊天喝喝小酒，跟日本人春天賞櫻一樣。我連酒都幫他們準備好了，點心他們就只能自己準備了。」田伯伯指著旁邊的酒櫃。

酒櫃上面兩層陳列了各式的洋酒，白蘭地、威士忌，下面擺滿白色、褐色陶罐裝的中國老酒，兩三瓶酒標泛黃的茅台，那種在路上或市場偶爾會看到收購老酒的中國酒。

「阿伯你可以這樣提早做安排真的很不容易，你的家人就可以按照你的意思去做，少了很多爭吵。」

「我活到這把年紀也看過不少，但是沒有幾個人有我的聰明才智，所以我才會成功。這些問題我都處理好了，不會留給孩子去煩惱。我看得很開，人生不就是這樣嗎？」

「阿伯你接下來的事也都有安排嗎？」順著田伯的話，志工終於找到了機會，準備進入正題。

田伯眉頭一鎖，倒三角形的眉毛像心電圖的線跳動了一下，「什麼意思？」他雙手交叉插在腋下，似乎要開怒了。

「就是在醫療上你希望怎麼做？」志工繼續話題。

「就是繼續做啊！你在講什麼？」

「嗯，醫護人員都是很用心地在照顧病人，只是在我們狀況都很好的時候如果先立好醫療的希望，那麼當我們突然不舒服或是沒有辦法好好表達意願的時候，醫生們才會知道要怎麼照顧你。」

「就是繼續治療，不要放棄任何機會！」田伯似乎沒有注意聽志工在說甚麼。

志工繼續緩緩地說：「醫生照顧病人的方式有很多種，但你得讓他們知道你想要的是甚麼，這樣你才會得到你想要的照顧，緊急的時候醫生就可以做像是插管這些。其實就像你以前在管工廠一樣，你總會跟他們交代你要什麼，他們才知道老闆要什麼。」

「就是每個工人做好自己分內應該做的工作！有這麼難嗎？」

「你有沒有遇過出差的時候工廠出了狀況，你必須仰賴工廠領班的判斷？像是臨時斷電還是缺料，生產線上面的這批貨是要報銷還是可以繼續加工？」

「那要看工廠做到什麼程度，斷電有多久，電什麼時候會來。哎呀更離譜的鳥事我都遇過啦。」

「對，就像這樣，你的廠長一定要清楚遇到這種狀況要怎麼處理才能符合你的要求。」

「我看這麼多科，腫瘤、心肺、腸胃，還有中醫。我要跟誰說？我兒子住在美國，他中文又這麼差，連讀都不會讀！」

「其實你可以問問你的主治醫師關於『預立醫療照護』的事，他們應該都有諮商團隊可以幫助你了解這是什麼。你有跟兒子聊過嗎？」

「我自己可以決定，不需要其他人。」

1%

「你看這風景拍得漂不漂亮！這些都是在九寨溝拍的，隨便拍都好看，但是厲害的攝影師要拍出那個地方的仙氣，那個氣味，你懂嗎？那裏賣的明信片都沒我拍的好。」回憶總是美好的，田伯看著以往的照片，多希望時光能倒轉到那時。

「哇！九寨溝這麼漂亮！這張是你的全家福嗎？」

「你看看這幾張照片，這是我以前在東莞管的工廠，這只是一小部分。從一個幾十人的工廠做到六百多人的廠，要熬到這個規模可是不容易，辛酸只能往肚子裡吞。」田伯在餐桌上攤開來七、八本文具店買的大相簿，還有兩三本早期沖洗店免費送的那種小相本，一頁只能放兩張的那種。

「哇！這是什麼工廠？」土豆翻著阿伯打開來的相簿。

「做運動器材，練腹肌的滾輪我也做過，你們不要看我現在這樣的老頭子，跟你們說以前我公司接單的金額肯定會嚇死你們，旺季的時候我每個月都要出好幾個貨櫃。」

「阿伯是怎麼把生意做到這麼大？」

「膽量跟酒量要好是一定要的，但是這還不夠。」

「還要什麼？」

「比別人強的意志力跟執行力！你知道誰是馬雲？」

「當然知道，全世界都知道。」

「馬雲說過最大的失敗就是放棄，99%的人都沒有堅持，只有1%的人堅持所以成功。」

「能上國外雜誌封面的肯定是那1%的人。」

「哪有一個企業沒有經過困難？你遇到問題一定要想盡辦法去克服，這個不行再試試別種方式，不能放棄。當老闆的一定要帶頭衝，展現你的魄力跟決心，你的部屬才會跟著你。年輕人，辛苦之後才會有幸福，不要怕吃苦，真正拚過你才知道你其實可以的。」

「可是我覺得好像不是每件事都可以硬拚。」

「你太懶了！沒有企圖心，沒有狼性！」

「唉呦我是台灣土狗，沒有狼性。有時候跌倒了，好像不用一定要在那個地方爬起來。」

「蛤？什麼？就趴在那不動？」

「我是覺得有些事好像再怎麼拚都沒有用。」

「像什麼？」

「像榴槤！不管它怎麼假裝，我都可以認出是它！」

「什麼跟什麼！歪理。」

土豆還沒來的及回嘴，田伯就把平板電腦推到他面前：「你看這篇！《免疫治療替擴散期小細胞肺癌續命》」

「這是什麼？」

「這個免疫療法可以消滅癌細胞又不傷害正常細胞，效果看起來很好。我一直覺得我很有希望，其實有很多事可以做，有很多武器可以用，千萬別低估現代醫學的進步。」田伯充滿信心，眼睛也發亮了。

「好像可以認真研究看看。」

田伯伯走到客廳堆滿書本雜誌的角落，從《癌症食療》、《超級食物》、《抗癌聖經》、《4%的奇蹟戰勝胃癌》之中，挑出《免疫治療助癌末老翁重生》這本拿給土豆。

「你可以看看這本，美國那個卡特總統他的癌症有轉移到腦部，做了免疫治療之後腦部的腫瘤就不見了！台灣也有病患被診斷小細胞肺癌，第一次治療腫瘤就縮小 2/3 以上！」

「免疫療法是不是很新的技術啊，好像還不是很普遍。」

「嗯，也沒有很新，這技術也好幾年了，有很多報告看起來很不錯。」

「這個免疫療法是醫生跟你建議的嗎？」

「是我自己找資料研究的，我的醫生連提都沒提過！醫生有那麼多病人，你覺得他們會花多少心思在我們身上，真的靠自己比較實在。」

「靠自己最實在！」

「對！要靠自己努力！」

「所以阿伯你現在有什麼想法？」

「先把資料準備好，再去找我的主治醫師討論。」

「你有沒有跟你兒子還是太太聊過？你太太怎麼說？」

「她女人家懂什麼？跟她講有什麼用。」

*

督導會談

「土豆你最近訪視紀錄都有交喔，給你拍拍手。」

「我也給自己拍拍手，我真佩服這些學長，寫這個很花時間耶，而且寫錯還會被你退件，寫的我都頭痛。」

「你最近有進步，這幾次交的我都沒給你退件。你之前寫的跟去參加學校的作文比賽一樣，讀的人怎麼會知道病人的狀況到底是怎樣，紀錄的目的就是讓沒有去訪視的人能夠掌握病人的近況。」

「收到收到。現在文筆都不花俏了，一比一忠實呈現。」

「好，來聊聊田伯伯的近況，聽說他取消了好幾次的訪視。」德嘉師父打開手機，滑了三十幾頁才找到最近的報告。

「對啊，他已經連續好幾個禮拜臨時取消。而且後來都是一個叫阿才的跟我們聯絡，還不是他本人。」

「這個人是他的親戚？」

「不是，阿才是他以前工作上的晚輩，住在附近。我在田伯家看過阿才好幾次，他會幫忙買東西，也會載田伯去看病什麼的。說是晚輩，但是年紀看起來好像也沒差幾歲。」

「報告上說他想要做新的治療？」

「免疫治療，上個月他叫兒子從美國回來跟他一起找醫生討論。」

「他太太沒有一起回來？」

「沒有聽他說。對了，師父，你會被病人拒絕嗎？」

「以前我們在醫院一走進病房就被病人直接轟出去。」

「那這樣我覺得好過一點。」

「你們還是持續聯絡，我們都不知道發生什麼事，但是至少讓他知道我們都有在關心他，就等他吧。他的家人都不住在台灣，會更需要被關心。」

「真的嗎？有時候感覺他不太想理我們，跟我們說話回應都很簡短，然後就去做別的事。」

「病人心情起伏不定，可能那天剛好身體很不舒服，或是心情不好，不如意，這都有可能，你們要去同理他，盡量去理解他處在的狀況，尤其他又是一個人在台灣。」

「真的好難。」

「田伯的病情就像最近的天氣，想像雨一直下不停，一直一直下，你種的菜都被淹沒了，但是你又沒有辦法讓雨停下。」

「最近雨下到我都快發霉了，除濕機隨便一個上午就一桶滿滿的。」

「光是下個幾天的雨都讓你這麼不開心，如果你是他的話會怎樣？他面對的是生死這個人生最大最困難的課題。給別人快樂很容易，但是要拔除別人的痛苦是多麼不容易。這是為什麼宗惇師父要成立大悲。」

「宗惇師父幹嘛挑一個這麼難的來做，他以前在學校一定是那種好學生，會自己找功課做的那種。」

「好學生嗎？我也不知道，你下次可以問他。」

「不要啦，這問題太笨了。師父，學長說妳以後會死得很好看，我是不知道什麼叫好看啦，學長比較有經驗。但是你在末期的時候一定會被我們照顧的很好，肯定讓你滿意，讓你死而無憾。」

「嗯嗯嗯，你有這樣服務的心很好，你繼續學習，服務更多的眾生。」

「你知道在市場拼博就是要爭取回頭客，但是你掛了之後就掛了，沒辦法回來再次光顧或是給顧客評價，對吧！但是即使你真的很滿意，你真的不用回來讓我們知道，如果一定要的話，你去找秘書會比較好。」

「你……你，你繼續學習！」

「我會喔！」

沒個可靠的

「田伯，好一陣子沒見到你了，我們都很掛念你耶。」今天土豆決定以柔克剛。

田伯喝了一口紅棗蓮子茶說，你相信嗎，我的醫生要我去死！

「蛤！醫生這樣說，讓你嚇一跳吧？」

「不可思議吧！有夠離譜的廢物！他跟我說我有個檢驗報告叫什麼 **PLD** 還是 **PDL**，數字太低不適合作免疫治療，但是他太狹隘去解釋適合或不適合了。」

「嗯，怎麼說？」

「我看了很多資料跟醫生講解的影片，這個數值低不代表完全不可以做，還是可以做，只是效果可能會比較差一點點而已，資料我可以翻出來給你看，很多很多文章都是這麼說的，這都有臨床證明。」

「醫生不建議做免疫治療，那他有什麼建議？」

「就是繼續目前的化療。」

「他是不是擔心你的身體受不了這麼多的療程？」

「你看我現在還在這裡跟你講話，我怎麼會承受不起！他都沒有考慮化療抗藥性開始了之後要做什麼！」

「對呀，會有抗藥性。」

「你知道他居然還說因為轉移了，又怎麼樣怎麼樣所以不做免疫，但是他越拖，那之後做免疫的效果就會越差！這麼簡單的道理。他越拖我就越慘！」

「那你期待免疫可以幫你做到什麼？」

「我不是那麼不合理的人，我很清楚這個病沒有辦法根除，但是做下去就有機會可以幫我多個幾年，這種案例很多，沒做就沒希望。」

「那你跟醫師提到抗藥性他是怎麼說？」

「那傢伙講不過我，居然還跟我提到安寧！你看氣不氣人，他真的很不靠譜！」

「田伯，你覺得安寧在做些什麼？」

「不就是等死，啥事都不做！」

「其實安寧是在做症狀控制，譬如消化比較差的時候他們會想辦法怎麼讓病人比較舒服，或是怎麼樣可以比較不那麼喘，讓病人的生活品質可以好一點，只是不做沒有用的治癒性治療。」

「什麼東西！沒有作為的藉口，治療就是要積極！要拚才有機會！」

「有時候積極的治療可能帶來的傷害是大過好處的。」

「你們都沒有人懂我。我現在就像被丟在大海裡獨自航行，馬達故障，四周都是海，看不到海岸，導航系統還在，雖然訊號弱了點，我知道要往哪個方向走可以靠岸，但是船卻開不動。」

「這樣會很慌吼？」

在大海裡船還是在動，沒有靜止，水面下的洋流一刻都沒停過。

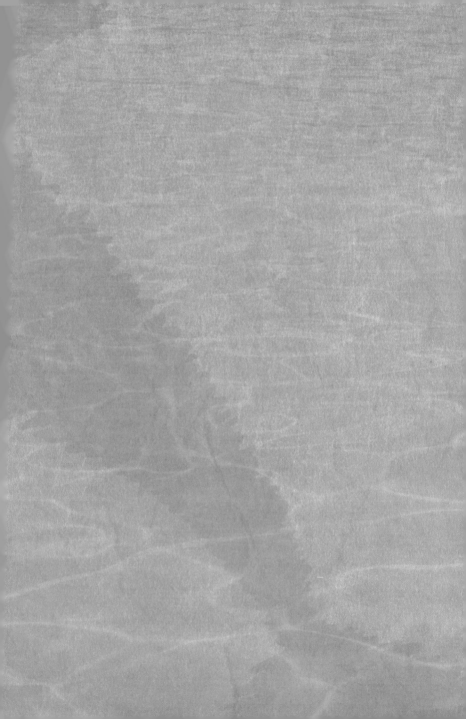

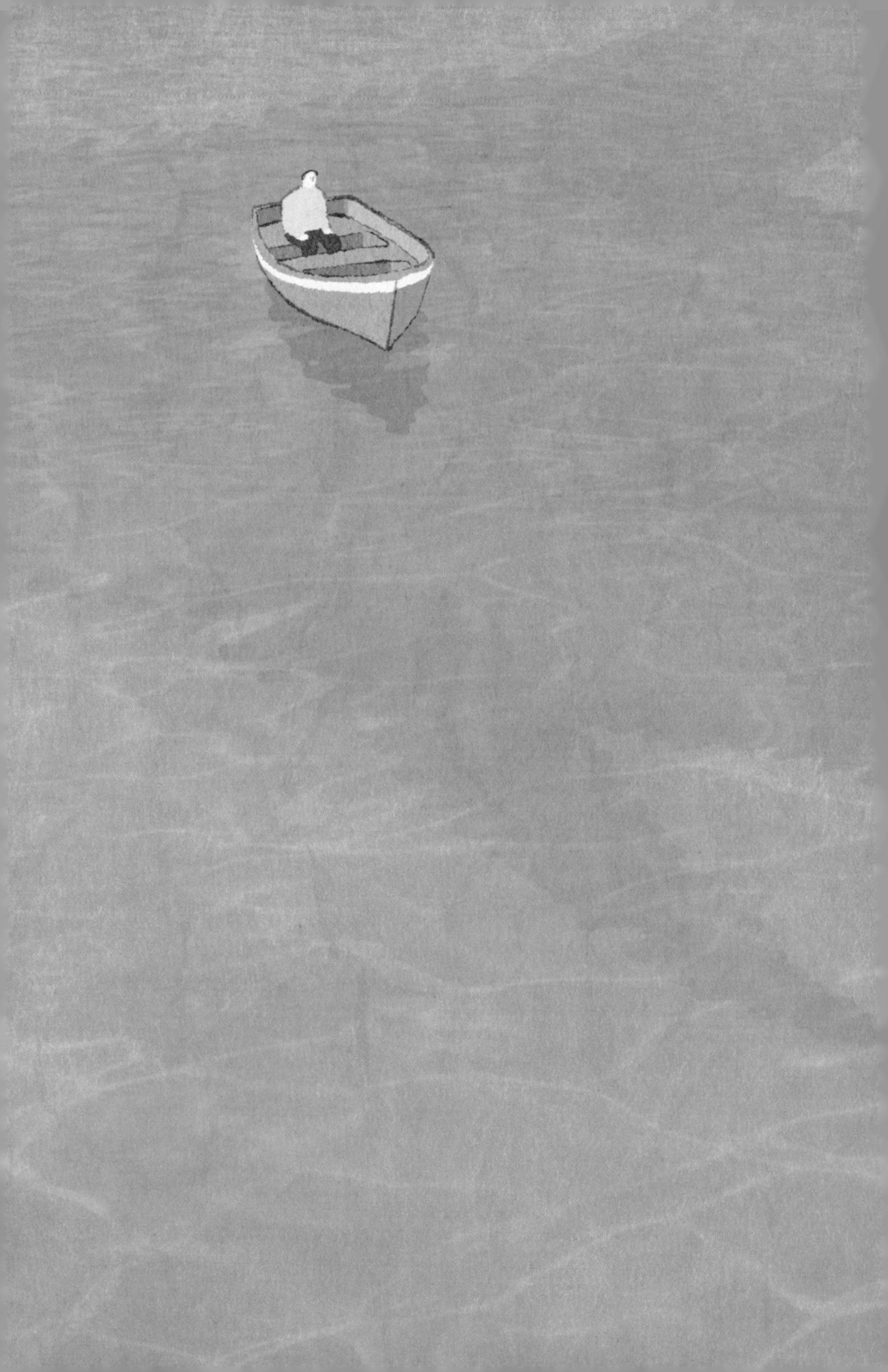

還能做些甚麼嗎？

這陣子田伯每天打幾十通電話給在美國的兒子。

可是電話那一頭都沒有人接起，不管是美國的早上、下午還是晚上。

田伯開始重複地留語音訊息：「沒關係啦！反正我快死了，你以後也不再會接到我的電話了。」

記得兒子剛上小學的時候，田伯覺得中國有很好的機會可以發展他的事業。聽許多朋友說那裏的土地要批多大片就有多大片，人工便宜地不得了。把工廠搬去那裏，規模可以擴張好幾倍，成本又低。

那時候他有點錢，跟他的朋友一樣，覺得把妻小送去美國是比較好的選擇，他自己當空中飛人，來回兩地，開始在中國的事業。

從一開始幾十個員工到幾百個員工，每個月都有貨櫃出口，生意越做越好。

田伯幾乎每晚都有應酬，開最好最貴的酒宴請當地的官員，如果客人晚餐還喝不夠，繼續到 KTV 或酒店培養感情，田伯通通買單。

一次應酬，田伯宴請一位當地一位不太好搞的官員。當天他找了跟這官員同鄉的員工一起，宴會上這位女員工不用多久就收服了這個官員。

這位女員工指點田伯要怎麼伺候這位官員：先幫官員的兒子請了一位英文教師，因為官員希望兒子之後能去美國念大學；去歐洲參展的時候邀請他跟太太免費前往，沿途女員工陪夫人逛街買單。從此之後這個官員就再沒有來工廠找麻煩。

這個女員工喝起酒來毫不遜色，甚至勝過很多男性。但田伯也從來沒有看過她喝多，總是知道要怎麼應對進退，不會刻意地強出頭，很會拿捏，是個非常機靈的人，讓老闆輕易地注意到她的優點。

田伯把她調到總經理室當秘書，帶著她一起去應酬，去北京、上海還有國外參展。過了一段日子，她成為田伯在中國的賢內助。

忙碌於事業，本來預計每個月都去美國看妻小的行程變成每一季，變成一年一次，變成有出差到洛杉磯的時候才順便過去看看。

漸漸地，太太跟兒子變得越來越像美國人，漸漸地，他們之間的對話越來越少。漸漸地，他們之間的距離越來越遠。

＊

「養兒子沒用啦！一定是他媽媽把他教壞，教他不要理我。」田伯氣呼呼地。

「是這樣的嗎？」德嘉師父問。

兒子成長過程幾乎沒有爸爸的存在。兒子在學校被歧視或是被欺負，他身邊沒有爸爸挺他，或是教他該怎麼應對。

「爸爸」對他來說是個不清楚的概念，模糊的人物。他與爸爸之間幾乎沒有共同記憶，譬如爸爸帶他去哪裡玩過，或是爸爸教我打棒球或是騎腳踏車之類的回憶。

從小學到高中，兒子對爸爸的記憶是片段的，五、六歲的時候好像曾經去吃過冰淇淋？上中學時爸爸來過幾次，偶爾會接到電話，高中之後就很少看過他。

爸爸可能是太忙了，常常忘記匯錢給他們。媽媽說爸爸在那裏也很辛苦。然後媽媽就從一個老闆娘變成一個在亞洲超市打工的阿姨。兒子知道要幫媽媽，從小就會去幫鄰居除草、洗車打蠟。

同學下課會去打球或是演唱會，這些他都沒有。同學取笑他沒有像樣的衣服。這些他都忍下來，因為他知道媽媽很辛苦。

*

「你知道你兒子還在還大學的學貸嗎？」德嘉師父問。

「你知道你的兒子在辛苦的時候會去超市買一條吐司跟一瓶番茄醬那就是他那一周吃的東西嗎？」德嘉師父問。

「你知不知道你兒子會去台灣人開的餐館只買一份套餐兩人共吃？甚至有時自己不吃只留給媽媽。你兒子是個會為愛的人而付出的人，他從很小的時候就知道他要照顧媽媽。」德嘉師父繼續說。

田伯當下很想要回嘴，可是這時候他腦子裡想不到一句話可以幫自己扳回一城，他不知道兒子曾經度過這樣的日子。

「你兒子對他愛的人是很願意付出的，他是個很善良的小孩。你很幸運有個這麼好的小孩。」德嘉師父跟田伯說。

田伯想起來了一段他最不想要的回憶。

那段日子，在中國的工廠經營不順，問題接著一個問題。當地的競爭對手一家家地冒出來，出口價一個比一個報的還低。而那個賢內助找到更好的機會也離他而去。

這樣撐個幾年後，最後田伯把可以賣的東西賣一賣，結束一切，打包走人。但是要走回哪裡？美國的家人已經太陌生了，最後只好一個人回台灣。

*

「如果你的兒子根本都不認識你的話，他怎麼有可能愛你？怎麼會為你付出？」德嘉師父問。

這句話打到田伯的痛處。我的兒子居然不認識我？記憶馬上補上一個畫面，兒子上中學還是高中的時候有一次他去美國出差順便去看他們，來開門的兒子站在門口問：「請問您要找誰？」。

田伯從記憶裡的確也找不到跟兒子多少相處的記憶。

那天師父離開後，田伯開始在家裡找跟兒子合拍的照片。找不到幾張，就像兒子對他的記憶一樣，很片段。自己一生喜愛拍照，可是跟兒子的照片卻寥寥無幾，這一刻，田伯內心裡終於願意承認自己不是一個稱職的爸爸。田伯在房間裡大哭，把他這一生的錯跟愧疚都讓淚水哭出來。

*

「師父，我該怎麼做？」

「很簡單，**真心地道歉就可以了。**」德嘉師父回。

田伯問，有這麼簡單嗎？

「就是這麼簡單，真心地。從你內心裡，他會感受到的。」德嘉師父說。

＊

田伯陸續傳了幾封簡訊給兒子：

「我不期待你會原諒我。因為我把自己放在你那時候的狀況，我也不會想要原諒這個不負責任的父親。這個在你成長過程不存在的人。」

「我這輩子做了很多很糟糕的事，我傷害了很多人。那時候的我根本沒有顧慮到其他人，我現在知道我很自私，我只有想到我自己，沒有想到你們。」

「現在的我也不見得比較有智慧，但是我願意回頭去看我之前做錯的事。我很抱歉你們受的苦。」

「我們現在的距離是我造成的。沒有跟你們在美國一起生活是我那時候的決定。其實那時候我也可以選擇在美國跟你們一起生活，可是那時的我沒有這麼做，或許在那個時候，我選擇去美國的話我們的關係會不一樣。」

「我沒有辦法回到過去，修補我的錯。我只希望我的錯，不會在你身上重複。」

「我很幸運，有你這個小孩。謝謝你出現在我的生命裡。謝謝你。你是我這一生最好的禮物。你是最棒的，我很驕傲有你這個兒子。」

這些訊息傳出去了，但是兒子都沒有讀。

上周，這些訊息變成「已讀」，但是沒有回覆。

*

叮咚！叮咚！門鈴響了！

剛下去倒完垃圾的阿桃想不出這時候有誰會來。「是你！」阿桃驚喜的叫出來，然後回頭大聲喊：「老闆！老闆！Jay 哥哥回來了！」

田伯聽不太清楚。阿桃趕緊進去田伯的房間告訴他，快快幫田伯梳理一下，把身上皺皺的睡衣換成輕鬆的家居服。

田伯從房間走出來看到兒子在面前，不知道要怎麼打招呼，正當在這麼想的時候兒子走向前給了田伯一個深深地擁抱。

問候完了近況，接下來不知道要說些什麼，兩個人有點尷尬地坐在客廳的沙發上。這時阿桃從酒櫃拿出了一瓶威士忌，在桌上倒了兩杯。

父子兩眼對看，田伯說：「Jay，謝謝」，然後一口喝掉。兒子也跟著一口喝掉。

兒子把電視打開，轉到爸爸最喜歡看的棒球頻道。跑到本壘得分，兩個人好高興，碰杯，喝一口。被打爆，好生氣，兩個對看，碰杯再喝一口。

棒球配威士忌這組合拉近了兩個人十幾年的距離，對話開始流動，彼此的肢體語言也輕鬆許多。分數拉近的時候，球員失分的時候，兩個男人的髒話開始飆出。

看完球賽，兒子從行李拿出一袋盥洗包：「刮鬍子好嗎？」。田伯微笑回：「Yes, Please」。

兒子請阿桃準備一盆溫水跟幾條溫毛巾，先用溫暖的毛巾鋪在爸爸的臉上，然後擠些泡沫，開始幫他修臉。兒子第一次幫爸爸刮鬍子，手有點抖，怕角度沒抓好會割傷了臉。田伯第一次讓兒子刮鬍子，有點不好意思，但是喜歡極了被兒子照顧的感覺，溫暖又甜蜜。

這晚兩個都有點捨不得睡，搞到一兩點才被阿桃趕去睡覺。Jay 把田伯攙扶到床上，幫田伯蓋好被子，低身抱了爸爸一下說：「Daddy, sweet dreams」。田伯忍住哭泣，帶著微笑說：「兒子，sweet sweet life」。

清晨陽光灑下，通常田伯七、八點就會起床，阿桃看他昨晚兩點才睡，就沒吵他，讓他好好休息。九點多的時候，阿桃再進去看看，田伯沒有醒來，樣子就像在做一個很美的夢。

阿桃走去把 Jay 搖醒，「Jay，老闆剛剛走了。」

客廳角落的茶几上放著一疊列印出來的醫學報告，紙張被窗外的一陣風吹起又落下，風停了，報告靜止不動。

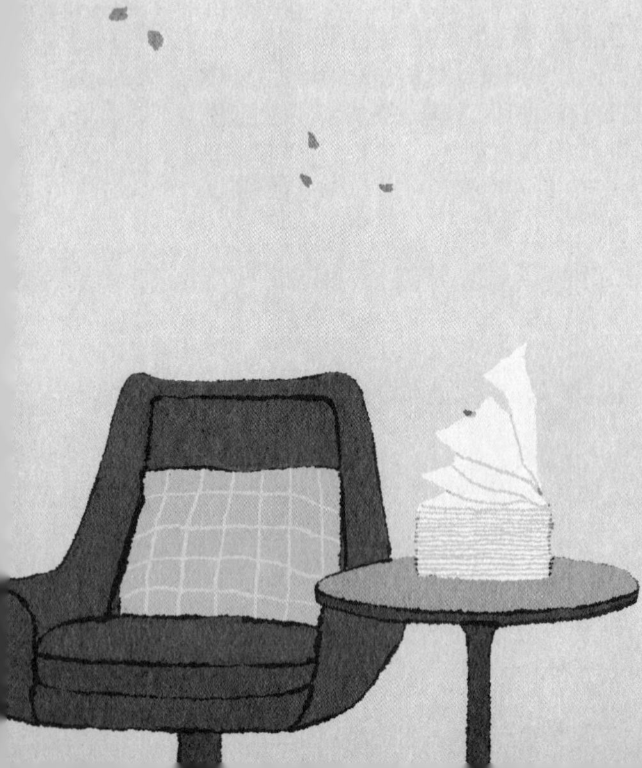

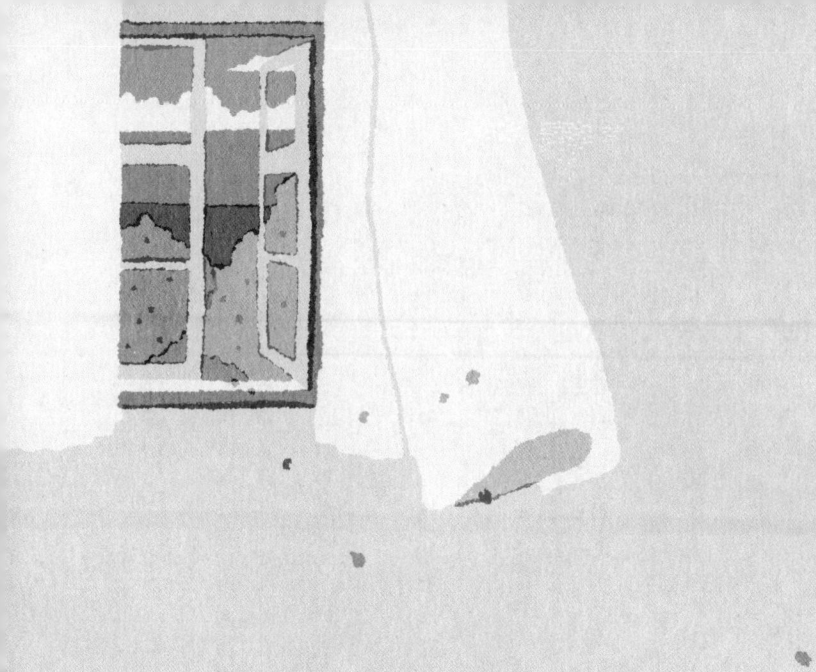

◆師父的話◆

有病人說：「我不能死，因為我還沒找到遺囑」，似乎就是田伯堅強、鍥而不捨求治療的寫照。

面對不可逆轉的疾病，堅強、不放棄的態度，對善終到底是助力還是阻力？

心靈缺憾的黑洞，要用什麼來填補？是最高端的醫療科技？還是轉身，溫柔相待？

田伯早期的表現，也幫助我們理解：很多病人「堅強」的背後常有不為人知的困難、說不出口的痛：例如不知道如何因應即將到來的死亡，或是心願未了，只好拼命想辦法活下去。

幸運地，在土豆與靈性關懷團隊的陪伴下，田伯勇敢面對心靈的黑洞，卸下武裝，用愛贏得愛，讓生命沒有遺憾。

水面下的洋流一刻都沒停過，疾病與死亡帶走的是生命，不是尊嚴。

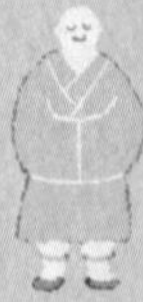

再給我一點點時間就好

LINE

組長：「土豆，你明天平安夜下午有空嗎？德嘉師父說醫院要他明天去看一個病人。」

「幾點？」

「時間我晚點跟你確定，我跟你約在一樓大廳。一位血癌末期四十幾歲的女士，她的資料我等等傳給你，我們早15分鐘到，你有問題可以先問我。」

「收到。」送出一張臉貓咪立正站好敬禮的貼圖。

*

從醫院大廳側邊的手扶梯上去，沿著二樓連接東大樓的走道繼續走一百公尺坡道，今天要訪視的病人在這裡。

玻璃門一打開就看到兩位護理師坐在護理站裡緊盯著電腦，後面站著一位醫師在聽護理師做簡報，交誼廳擺了五、六張圓桌，一位老伯在看報紙桌上擺了一杯便利商店咖啡，另一桌坐著三位婦人，旁邊的書櫃放著十幾本繪本。後面靠窗的地方有一台鋼琴還有一台多功能健身器材，可以練上臂跟核心。

德嘉師父走向櫃台，跟護理師打招呼，護理師，雙腳往後一蹬，辦公椅往後滑出，她朝房間裡喊了一聲，沒過幾秒，醫師就從辦公室走了出來。醫師跟德嘉師父兩人交談了幾分鐘，師父一邊聽一邊點頭，也同時問了幾個問題。

灰色的僧服衣襬隨著德嘉師父的腳步不斷彈起，律動的節奏讓步伐看起來好像加速了一倍，像是一個會輕功的師父，輕盈快速。兩位志工緊跟在後。

走進病房，病床上躺著乍看貌似六、七十多歲的婦人，陪病床上坐著一位中年男子戴著耳機在看手機上的影片。

土豆看了學長一眼，心想資料上寫的病人是四十六歲，是不是走錯了？

師父走近床邊，跟病人打招呼。一旁的男子阿松立刻站起來，走出病房抓了兩張摺疊椅進來。「師父，師姊這裡請坐。」他趕緊把堆在陪病床上面的毯子移到床頭，示意床尾也可以坐。

躺在病床上的咪咪右手摸到遙控器，把床背緩緩立起來，中年男子從陪病床拿了顆小抱枕塞在咪咪腰部，「咪，這樣可以嗎？要再挺一點嗎？」咪咪左手抓住男子的手腕，輕輕點頭。男子把毯子拉到咪咪的胸口後，坐回陪病床的床頭。

「師父，我一直在等你這樣的人出現。」咪咪瞬間紅了深陷的眼眶。

做了好幾個療程的化療與放療後，咪咪姊原本亮麗的樣貌像是被一陣突來的大雨打濕的波絲貓，脫去一頭秀髮，身上的肌肉也被扒光，只剩帶皮的骨架。曾經讓臉頰飽滿的膠原蛋白也在前幾次的化療就被帶走，再打幾次，眼球裡曾經透出閃亮的光芒也好像被毛玻璃罩著，硬是被擋掉了三成以上的光。

才不到一年前，咪咪的體型應該是現在的一點五倍大，十倍以上的亮麗，一百倍的活力。

跟一般職業婦女一樣，每天一早上班前先拖著起床氣還沒消的小孩去幼幼班；下班後，搞定小孩作業、聯絡簿，洗澡刷牙，好不容易換上睡衣，孩子卻根本還沒有睡意，在床上繼續呱啦呱啦，說他今天學校老師穿的衣服很像馬路跟斑馬線，說他最好的朋友路路帶了一個自己組的樂高消防車，車子上的梯子還可以動，他跟路路說他們長大後可以一起當消防員。

等到電力只剩一格，孩子的話越來越少，呼吸漸漸變得深沉，但還得再陪一下下才能確定他真的睡著了。咪咪起身後，還有一堆碗盤在流理台躺著等待處理；時不時還要注意手機的訊息，總公司業務經理可能會打來問貴賓今天去櫃上的事、月業績沒達標、過兩天會有工程單位來換櫥窗……。

忙到有時候都不確定晚飯吃過了沒，餓過頭之後好像身體也就習慣這樣。直到把家務都整理好，睡覺前打開電視看個韓劇，當主角深夜站在瓦斯爐前撕開一包泡麵，加入雞蛋、魚板跟蔥時，咪咪的腸子也有了共鳴，開始咕嚕咕嚕，這時候才確定晚餐忘了吃。

這雙沒有血色，皮貼骨的雙手可能在百貨公司專櫃服務過你。一手拿著會讓你略顯瘦長的花裙子，另一手拿著絲巾，你覺得這樣的搭配還蠻好看的，怎麼絲巾在咪咪姊手上一下子就可以打出那麼多種樣式。

你在店裡比來比去的時候，咪咪姊請同事幫你沖了一杯溫度剛好的咖啡，咖啡杯旁放了一小包餅乾，你還沒吃晚餐，這樣一點點的茶點，剛剛好墊一下肚子。你晚上還約了朋友在附近聚會。

隔天下班你找了閨密跟你一起去櫃上。試穿了一次給閨密看，閨密說，她也想試看看。把這些衣服都試穿過一遍後，然後你們各自帶走大包小包。

走出去後，兩個人說要剁手手，接下來半年都不可以買衣服。捷運上，閨密說其實還是很划算，因為可能這樣會嫁入豪門。你們互看一眼，兩秒後，噗哧大笑，你說這筆預算拿去打玻尿酸可能勝算還多一點。之後，你三不五時就會晃過來逛逛，跟咪咪姊聊聊天，看看有什麼新貨。之後，周年慶有哪些好貨，你都會先知道。

*

「師父，我狀況很不好。」咪咪姊拉著德嘉師父的手，「他們不讓我再做治療，把我丟在這裡。」

「辛苦你了，你好辛苦，師父都知道。」

「師父，你真的知道嗎？」

「當然知道，師父也知道你一直都很勇敢。」

咪咪吞下一小口水，把杯子遞給先生阿松，阿松擦擦她的臉，也用手順了一下咪咪頭上百來根灰白相間的頭髮。

「師父，我真的很勇敢。醫生說什麼我都做，要做什麼我都有做！怎麼樣吐，嘴怎麼破，搞到我胰臟發炎還要再看別科我都沒有說什麼。」

「你真的很勇敢，這裡的醫生護士都很關心你，特別交代我一定要找時間來看看你。」

「師父，可是他們放棄我。我並不期待被治『好』，但我還不到那個階段，我還有很多責任！」雙眼直直地盯著師父問。

「你覺得醫生們不夠盡力？」

「他們下班時間到了就沒事了，但是我的病沒有下班時間。」

「病的確是沒有下班時間。」

「他們就只有一句『你不能再做化療了』。」

「你希望他們做些什麼？」

「讓我的身體好一點點就好，好一點的話，就可以繼續做化療。」

「你希望再繼續做化療？」

「持續做化療才有機會。我只要他們把我的身體調好一點點而已，就只要再一點點就好，我知道這病治不好。師父你的法相很好，你可以去幫我跟醫生說說嗎？我不可以放棄我自己，我沒有權利放棄自己。」

咪咪似乎很難接受現在自己身體就是這樣，一定會往下走。要知道如果不可逆，就順其自然似乎也是個艱難的挑戰。咪咪在尋找最後一線光源，那光源在哪？誰可以成為那一束光？最後那一刻，阿松可以幫咪咪甚麼？阿彌陀佛與小孩，她要拉誰的手？

「師父，你的法相很好，師父是個很有福氣的出家人。」咪姊雙手合十，不停地膜拜。

*

咪咪姊上週從血液腫瘤科轉來安寧病房。

在醫院大門口，德嘉師父對學長跟土豆說：「你們觀察到什麼？有什麼問題要問還是討論的？」

學長說病人還沒有辦法接受自己是末期的病人，土豆說咪咪的先生很辛苦，他要照顧太太、媽媽、小孩。

「不能接受很正常，誰能那麼瀟灑地接受自己的生命就要結束。大家對死亡都有很大的恐懼，你們剛開始去訪視病人不是也很震撼？」師父輕聲細語說著沉重的內容。

「是很不容易，她還年輕，又有這麼小的孩子跟先生，那麼多牽掛。」學長說。

「你覺得沒有牽掛的話會比較容易嗎？」

「ㄟ？不會嗎？」土豆問。

「如果是兒女成群的老婆婆，會比較容易嗎？」

「如果不接受死亡，即使是九十九歲的也是想要活到一百二。」學長說。

「我們不可以輕易地跟病人說放下。我們自己做得到嗎？我們有這麼瀟灑嗎？」

「知道。」土豆跟學長一起點頭。師父接著說：「這禮拜我會再找時間來看病人，土豆你如果可以來，就把先生帶去會客廳，我們分工合作。」

「師父，我不行啦，你要我自己一個人去面對阿松？我不知道要說什麼。」土豆說。

「你不是說不知道有沒有人聽他說話，你就聽他說就好，**試著去同理他**。」德嘉師父直直地對著土豆說。

「唉呦，我不知道要說什麼，很怕說錯話。」

「怕說錯話，那開口前就要先想過，話，說出去是收不回的。」

「不是啊，我跟阿松又不熟，如果沒有說些什麼會很尷尬。」

「你有一定都要說些什麼嗎？難道你不能回到最基本的用心聆聽嗎？」德嘉師父說。

「不是啦，連『你好嗎？』這種的問候說出來都很怪。那我是要說什麼？」

*

Line

「SOS！學長，你今天會來救我嗎？」

「吼，你真的好沒用。」

「SOS！救我救我！」

「好啦。」

「太讚惹！愛你喔！」加上一張愛心貼紙。

「你欠我一杯咖啡。」

「再加送一包超美味雞蛋糕！」

*

松哥直挺挺坐在會客廳的椅子上，不知道是心太累了還是身體太累了，臉上幾乎沒表情的說著：「她生病之後，我就陪著她到處去治病，她聽到哪裡有什麼我們就去，好多療法我聽都沒有聽過。什麼能量療法，純有機蔬食，不可以加鹽跟糖，白飯白麵也不可以，這些我們都試過，連洗澡的水都不能直接用自來水，一定要用過濾水，家裡還特別裝了濾水器。說什麼自來水有很多不好的東西，會從皮膚進到我們身體。」。

「這樣陪著她到處去也不容易。」學長說。

「把人家娶回家就是要照顧她一輩子，我答應過要好好照顧她。結婚不就是這樣嗎？」阿松說。

阿松的眼袋跟浸泡過的茶包那樣飽滿，撐著下垂的眼睛。眼角邊的皺紋像包子上清楚的摺痕。

「照顧病人很辛苦。」學長說。

「遇到了，就只能面對，不是嗎。」

「是，只能面對。」

「我其實還好，可是，咪咪現在還不是很可以那個」，松哥張開左手大姆指和無名指搓揉兩邊的太陽穴。「我不知道要怎麼跟她……她很……我不知道怎麼說。」說著眼淚一顆顆掉出來，松哥揪起長T的右肩，把臉湊過去，在上面左右抹了兩下。

「咪咪還不能接受現在的狀況？」

松哥點點頭。學長邊說邊從包包拿出一包衛生紙遞給松哥。

「那你呢？」

「就面對。」松哥抬起頭，抽出一張衛生紙擤擤鼻子。

「豆豆很黏咪咪。他最近常常做惡夢，尿床。」

「他知道媽媽的狀況嗎？」

「你要怎麼跟一個四歲的小孩說？」

「小孩子可能多少都有感覺。」

「豆豆有天問我死掉是什麼，媽媽是不是要死了……你們坐一下，我去樓下買杯咖啡……我下去買咖啡給你們。」阿松說完抓起掛在椅背上的夾克，頭也不回地往外走。

「學長，他會回來嗎？」土豆問。

學長聳聳肩。

「學長，我看你好像也沒有很有用？」

*

「祈禱有用嗎？」咪咪坐在床上問。

「我也不知道，有的時候好像有，有的時候好像沒有。」土豆說。

「我覺得沒有用。」

「也是，我從來沒中過樂透。」

「沒用的。不管你怎麼用力祈禱，結果都不會變。」

看著咪咪的臉，土豆無言，咪咪連太陽穴都陷下去了。

「我想找一天，天氣剛好，像今天有太陽這樣暖暖的，上去頂樓。」咪咪跟土豆說。

「你想去曬曬太陽？好呀，我們也可以去樓下的花園走走，那裏也可以曬太陽，有棵櫻花開始開了。樓下還有賣咖啡，你可以偷喝幾口我的咖啡，我不會說出去的，我保證。還是你想要喝可樂？但是你不可以出賣我喔！」

「我想要上去頂樓，然後跳下去，就掰掰了。」

「哎呀！這樣不行啦！你在講什麼啦，如果壓到下面賣包子賣燒肉粽的要怎麼辦呢？你這麼愛漂亮，這個不好啦。不要啦！」

「這幾年我是真的活著嗎？進進出出醫院，有了希望又沒了希望。活不好，又死不了的痛苦這你懂嗎？真的好羨慕心臟病一發就走了的人，不要像我這樣受盡折磨，日子過得很痛苦，感到很絕望。」

「不要跳啦，這樣不好啦。師父說過，**死亡是可以準備的，是需要學習的。**」土豆想起上課時師父曾說，很多末期病人都想要一死百了，因為死前的折磨太痛苦了，就會想如果一直都這樣不如死了算了。咪咪姊好像正在經歷這個，如果沒有做好準備，呼吸結束，不是一了百了而是沒完沒了。

「除了寫遺囑分財產，沒聽過還能為這個準備的……」咪咪閉上眼，幾乎沒有氣力的說著。

「跟生命一樣，這件事也是需要學習的，雖然用不上第二次。」看著咪咪緊皺的雙眉，土豆愈說愈小聲，師父好像也這樣說過。

*

「你剛回到家有沒有洗手手？嗯，有嗎？你記得媽媽教你怎麼搓泡泡，每一隻？都要有泡泡喔，這樣才可以把手手洗乾淨。對啊，好好洗手手才不會生病喔。」咪咪姊對著平板電腦雙手交錯搓揉示範洗手的動作。

「什麼？媽媽有啊，都有吃光光。豆豆有把肉肉都吃光光嗎？要吃肉肉才會長肉肉，像美國隊長那樣。不是美國隊長，那是誰？啊，我知道，螞蟻人。又不是，是啦，跟你一樣都很喜歡吃糖果的啊。」

「什麼時候回家？醫生叔叔說要再幾天。啊，你要不要跟花椰菜阿姨打招呼？」咪咪姊揮手叫土豆靠過來螢幕。

「豆豆，媽媽晚一點再打給你，還是你要睡覺前再打給我。嗯，嗯，嗯，好，好的，寶貝。等等，還不可以掛電話，你沒有說什麼，媽媽也好愛你。」

關掉視訊後，咪咪深深吐了口氣整個人往後躺。

「你要躺平嗎？」

咪姊搖頭。

「好，你頭靠在這裡，腰這裡放枕頭墊著。有沒有舒服點？」

咪姊點點頭。

「所以我叫花椰菜阿姨？這是誰取的？」

「豆豆他很會形容東西。」

「ㄟ，髮型師說這是玉米燙，不是花椰菜。」

咪咪姊看了一眼笑出來。

「你吼，真的很調皮。哪裡像花椰菜？」

「之前我燙了個頭髮，豆豆說我很像露露。」

「那個藝人？」

「不是，是鄰居的貴賓狗。」咪咪笑了。

提到豆豆，咪咪就有說不完的話：「這小孩對於外表這種很有自己的看法，我幫他配的衣服他會有意見喔，譬如今天很熱，他就要穿海邊的顏色，就是淺藍啊白色，不能配深色系的喔。」

「真的是你的小孩，跟你一樣愛漂亮，搞不好以後會是另一個吳季剛。天分真的是天生的。」

「豆豆好像真的有耶，哪像我們小時候只知道瞎跟日本流行，松島菜菜子的瀏海怎麼吹，眼影怎麼畫，我們就去漫畫出租店找雜誌來模仿，自己還很得意，現在看到照片都很不好意思。」

土豆把手機給咪咪姊看「你的是這種瀏海？」

「這誰？」

「檳榔姊妹花。」

「啊你太過份了，我的沒有那麼俗啦。」

看到咪咪心情變好，土豆認真地看著咪咪姊：「你想要留給他什麼？」

「我，我想要留下來。留下來再多一些時間，讓他能記得我。如果不能，什麼都不記得，或許也就不會難過。」

土豆正想開口，咪咪馬上說：「我不需要安慰的話，真的，我只需要再多一點時間就好。」

「我知道。」土豆點點頭，土豆知道他難過的時候最不喜歡朋友對他說「別難過嘛」。為了不讓朋友失望，自己還要勉強擠出笑容，那心裡才是更難過。只是關於時間，誰知道究竟要多少才足夠呢？

*

「爸爸，小孩子不能這樣吃。你可以跟你媽講一下嗎？我知道媽媽很辛苦。豆豆又不是你……他這禮拜吐了兩次。好啦，不說了。」

咪咪姊掛掉電話，嘆出一口氣。

「怎麼了？」護理師阿芳例行查房，咪姊正在電話上。

「早上幼稚園老師打電話來說豆豆在學校又吐了。」

「會不會豆豆剛吃了東西就跑去玩？」

「不是。」

婆婆照顧孫子跟咪咪姊照顧兒子的方式不一樣。咪咪雖然自己年輕的時候也吃得很隨便，只要填飽肚子就好，早上買顆飯糰可以吃到下午，晚上下班再到住家附近的加熱滷味攤，點個青菜百頁豆腐就是一餐。

但是有了豆豆之後，讀了很多育兒的書，她開始帶食譜進廚房，烹煮屬於豆豆的媽媽味。阿嬤疼孫子，豆豆喝了一瓶養樂多覺得還不夠，阿嬤又會走去冰箱馬上再給一瓶。

「阿嬤很隨便，漢堡、零食汽水都給。豆豆常常三餐都在便利商店解決，連洋芋片跟可樂都可以當一餐。」

「哎呀，我都不敢讓別人知道我們三餐都吃什麼。」阿芳說。

「你們工作這麼辛苦不行亂吃啦。」

「知道跟做得到，是三貂角跟墾丁的距離，」阿芳看了一下點滴的量：「我今天都在，等等再來看你。」

＊

「爸爸，你怎麼都不接我電話？」咪咪對著一下班就馬上到醫院的阿松說。

「工地很吵。」松哥從大包包抽出一件家裡洗過的毯子，加了柔軟精，用家裡的洗衣機洗過烘衣機烘過的，香香的鬆鬆軟軟的，咪咪需要一點家裡的味道。

「你一整天都不接。」

「工地就很吵啊，收訊又不好。」

「你的臉怎麼這麼紅？」

「中午就喝了幾罐啤酒而已。」

「幾罐而已嗎？」

松哥跟兩個朋友開了一家室內整修公司。松哥負責接業務跟規劃，為了節省人力，能做的活也盡量自己來，水電木工油漆都做。

「中午包商找我們一起吃飯，喝了一點。」

「到現在都還有酒味。」咪咪姊狠狠地看著松哥。

「真的就只有喝一點嘛，你可不可以不要一直唸。」

「我是為你好！我有一直唸嗎？」

「這幾件我拿回去洗。」阿松背對著咪咪繼續整理要帶回家的衣服毛巾。

「我說得你都沒在聽。之前叫你翻床墊，你有嗎？還騙我！」

咪咪聽說入住病房前要把床墊反過來，這樣可以反轉運勢，身體才會變好。因為病情沒有好轉，心理一直有個疙瘩，覺得是因為阿松沒有做這件事。

阿松一把抓起床上摺好的衣服毛巾，全都塞進黑色健身包裡，用力拉起拉鍊，踹起背帶，「我明天再過來。」頭也沒回，大步走出病房。

*

「我不管做什麼都被她罵。」松哥說。

「我有天散步看到一隻八哥躺在地上，翅膀不停地揮動。靠近看，原來腳卡在鐵條編的圍欄，害怕的不得了，奮力地揮動翅膀想要掙脫，可是越是用力，細細的小鳥腳就陷的更進去。牠的朋友在旁邊很著急，繞著牠跳，發出尖銳的叫聲，結果卡住的八哥也跟著叫。」

「八哥？」阿松不懂為什麼在說八哥的事情。

「有一個頂著大肚子，穿著薄汗衫西裝短褲的阿伯路過，把拎在手裡的燒餅油條掛在路邊機車的把手上，蹲下來看一看，他說這個要小心拿捏力道，太用力推怕傷到跟牙籤般細的腳，不夠用力又推不出來，推了七八分鐘，一點一點，慢慢地，終於把腳推到上面的開口。八哥的腳一蹬，啪啪啪就跟夥伴飛走了。」

松哥雙手交叉，頂著下巴，「師姊，這跟我老是被咪咪罵有什麼關係？」

「心裡很慌的時候，又不知道要怎麼辦，會更加害怕。」

「她看我就是不順眼，莫名的就有氣。」

「她其實很害怕。」

「我跟咪咪還在交往的時候，她曾經問過我一個問題，她問我以後我們誰要先走？」

「你怎麼回答？」

「怎麼回答都不對。」阿松很無奈。

「是不是很《家後》，你知道那首歌？」

「非常，不過現在我也不用選了。」

「你可以選擇用愛包圍她。像用軟綿綿剛剛烘好的很香的棉被包圍她。」

「用愛的棉被包圍？」

「愛，有很大的力量。」

「我做得還不夠……」

「你做得非常地棒，好好把握現在吧，為你，為你們都留下一些美好。」

「嗯。」阿松低著頭，張開的左手含住握拳的右手，右手關節不停按

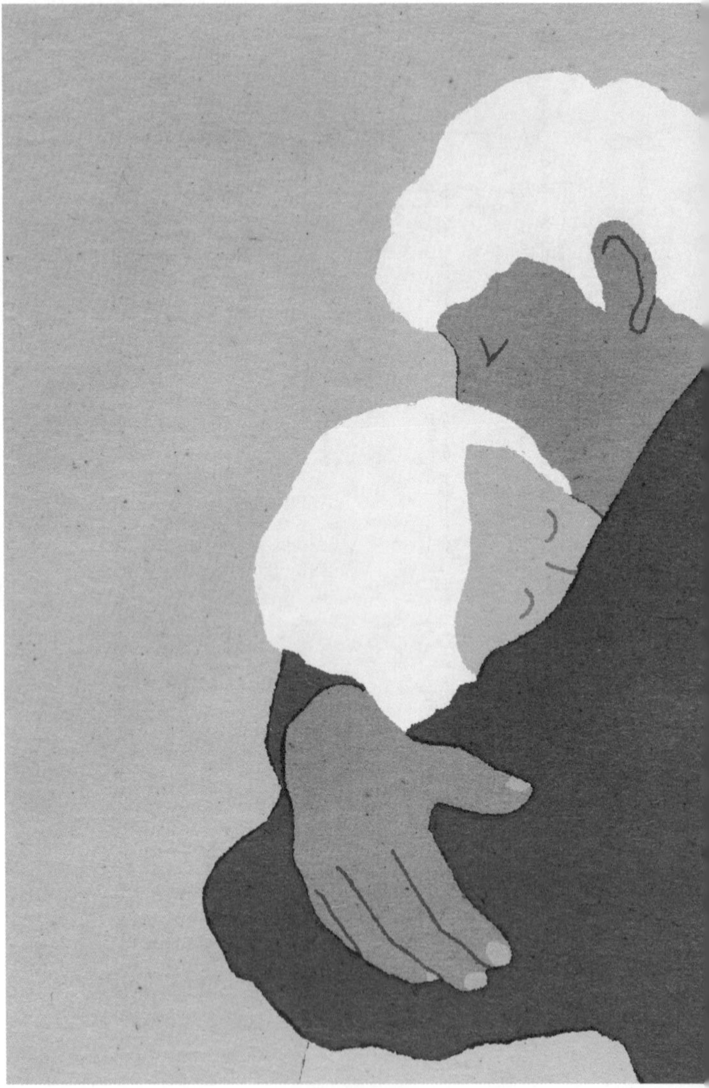

壓左手手掌。

*

「地球真的要毀了，雨要嘛不是一直都不下，要嘛就是下個不停，把一年的份一次通通倒完。」土豆的鞋子被雨水灌得飽飽的，走路的時候腳底擠出水的時候都會發出呱基呱基的聲音。

每個新聞台都在做災情報導，哪裡淹水，地下室車子被淹滅，哪裡的抽水馬達沒開，哪些農作物毀了，這季的作物會歉收，農民抱怨補助不夠，餐飲業者說進貨成本很高，考慮漲價，民眾說進貨成本降低的時候呢。轉來轉去大概就是這些新聞。

咪咪姊的手機貼在耳朵上，「我都不記得我上次被雨淋是什麼時候，倒是很羨慕在路上被雨淋濕的人。」

「很羨慕嗎？我這就馬上把你推出去樓下淋雨，反正我全身都濕成這樣。」

咪咪姊笑說，「你怎麼可以這樣對病人，我要跟德嘉師父投訴。」

「走！把手機一起帶去淋雨。」

「壞透了，這一定打給大悲的客服投訴。」

「我才要客訴咧，剛剛在路上才被一個阿桑打。」土豆走近咪咪姊的床邊，側過頭把右眼給她看。

「哎呀！腫起來，長針眼？看到不該看的？亂看到什麼？」

「什麼針眼！早上走在騎樓，前面阿桑收傘之後把傘往後用力一甩，啪！一把就打在我臉上。痛到給它馬上淚飆，好怕被戳瞎。」

「你這傻瓜，怎麼沒有閃開呢？」

「怎知道阿桑突然會有這招！」

「別小看阿桑，姊在櫃上可是見識過不少厲害的阿桑。」

「國防部應該徵這些阿桑去當兵！大砲飛彈都不用買！台灣阿桑用雨傘就可以消滅敵人！」

咪咪姊雙手按住肚子，呵呵笑。

「唉呦，地板都是水。」土豆走出病房找打掃的清潔工，幾分鐘後拿著一把拖把進來。

「我看你還是先回家吧，這樣會感冒。」咪咪姊說。

土豆從背包拉出一疊時尚雜誌，Vogue、Elle、GQ和一本《小王子》。

「阿松不知道在做什麼？電話都不接。」咪咪姊把手機放在床上。

「紙筆在這裡。」土豆放在床頭的櫃子上。「你看看筆的顏色對不對，再跟我說。」

「好啦，你快回去。」

「咪姊真現實，一交貨就趕人，唉呦呦。好啦，我先回去了，全身溼答答的很討厭。」

「你快走，不要把感冒傳了給我。」

Line！

點開後，咪咪姊笑了，不知多久以來沒有這樣的笑容了。

阿松發了好幾張咪咪姊從來沒看過的照片。當時他們還沒交往，一群朋友常常下班後去KTV夜唱，在路邊的熱炒一百吃宵夜，排休時去東北角海邊，宜蘭冬山河，陽明山。

阿松的鏡頭從暗戀者的視角拍下許多咪咪，唱歌唱到忘情眼睛瞇瞇的咪咪，跟櫃上姊妹抱在一起笑到煙燻妝變成熊貓妝的咪咪，在海灘上手插著腰指揮法式宮廷要怎麼蓋的咪咪，在櫃上蹲在地上幫客人抓裙襬長短的咪咪。

*

「師父，人生有什麼意義？」咪咪問。

「你覺得呢？」

「人生就是你一直努力努力，然後再一件件的被拿走，到最後什麼都沒有。」

「嗯。」人在活著的時候，需要建構生命的意義，在眾多的關係當中試著去掌握。而在臨終的焦慮與折磨下，得開始接受「意義」的崩解。師父知道咪咪正面臨這樣的狀況。

「不斷的折磨你，凌遲你，這一切究竟是為了什麼？」

「人生很苦。」

「師父你要講『空』？還是要講無常？反正我就是倒楣，所以要接受爛事發生在我身上。開開心心的人有資格說人生無常嗎？」咪咪幾乎無法控制情緒。

「放下，其實是叫我們認命，不管是好命還是歹命。」

咪咪姊生長在單親家庭，從有記憶開始都是要自己照顧自己跟弟弟。媽媽身兼兩份工，天還沒亮就要騎著摩托車去早餐店做豆漿做餅，做到中午休息，傍晚再去接辦公大樓的清潔工作。早上起床看不到媽媽，但是客廳桌上會放著早餐店前一天沒賣完的燒餅包子；睡覺前才會看到媽媽進門。

「你很不容易，年紀小小就要照顧弟弟跟自己，不是一般人可以做到的。」

「我只想當一般人。」

「你怎麼可能是一般人？如果是一般人的話，你怎麼可能當上專櫃的經理。」

「我是比同儕早熟，懂得看人，不怕做。」

「或許是你從小就開始訓練，所以你的內在是有很強大的力量。」

「是這樣嗎？」

「那個力量是在的，你要往內心裡去看，把它找出來。」

「力量？我有嗎？」

「力量一直都在。」

護理師阿芳說這幾天咪咪姊頭痛得很厲害，幾乎都沒怎麼睡，也不太能吃什麼，連水都喝不下。

阿松側身躺在病床上，讓咪咪依偎在他的懷裡，咪咪放鬆了，阿松比任何止痛藥都有用。兩個人身體與心靈都太久太久沒有這樣貼近了，彼此都希望這樣的親密可以再久一點，再久一點。

*

「師父，我很怕到時候我會崩潰。」阿松說，才擦掉的眼淚馬上又掉出來。

「你可以悲傷，難過，不捨。如果這痛苦對你來說是重要的，那就繼續吧，不要害怕。」

「我還沒有準備好。」

「用愛祝福她。你的愛可以讓她安心離開。」

豆豆從病房走出來找爸爸，「媽媽很累，又在睡覺。」

阿松迅速地把眼淚擦掉。

「對啊媽媽好累。我們去幫媽媽買些東西好不好？媽媽最近要出國需要一些東西。」

「出國？要買什麼？」

「我們去挑一條絲巾給媽媽好不好？」

「好啊，那可以順便去麥當勞嗎？路路說有新的冰淇淋很好吃，我們可以買一個給媽媽嗎？」

*

咪咪姊留下的筆記本，用注音符號和各種顏色的色筆書寫著：

「我的豆豆寶貝，你都有乖乖的吃飯飯嗎？上學好玩嗎？有沒有交到好朋友？你有沒有很多話要跟媽咪說？媽咪跟你說喔，你如果想跟我說什麼的時候可以像我這樣，把它寫出來，畫畫也可以，媽媽都看得到喔，這是我們兩個的秘密。不想要寫的時候，你也可以說給我聽，因為媽媽有超能力，只要豆豆叫媽媽，媽媽永遠都會聽到，因為豆豆是媽咪最寶貝的寶貝。媽咪愛你。」

「豆豆，媽媽覺得有一本書很有趣，你也可以讀看看，這本叫《小王子》。媽媽每次讀的時候都有很奇妙的感覺，好像發現了新的星球一樣。媽媽幫你準備了一本，你以後如果懂得法文，可能會更喜歡這本書。聽說法文很難學，媽媽是不懂。兒子，你不見得要學法文，但是我希望你以後一定要多看看這個奇妙的世界。媽咪愛你很多很多。」

「豆豆，媽媽跟你一樣喜歡漂亮的衣服。這裡有幾本媽媽喜歡的漂亮衣服雜誌，是媽媽特別留給你看的，裡面有幾個做漂亮衣服的人媽媽好喜歡，有個英國人叫薇薇安，她很有趣，她很勇敢。媽媽很愛很愛你。」

「豆豆，你出生的時候我跟爸爸高興到掉出眼淚，我們好感激你來當我們的小孩。你生病的時候，我跟爸爸都緊張地哭了。男生，也是可以掉眼淚的。媽媽好愛你。」

「豆豆，永遠不要忘記，媽媽很愛很愛你。」

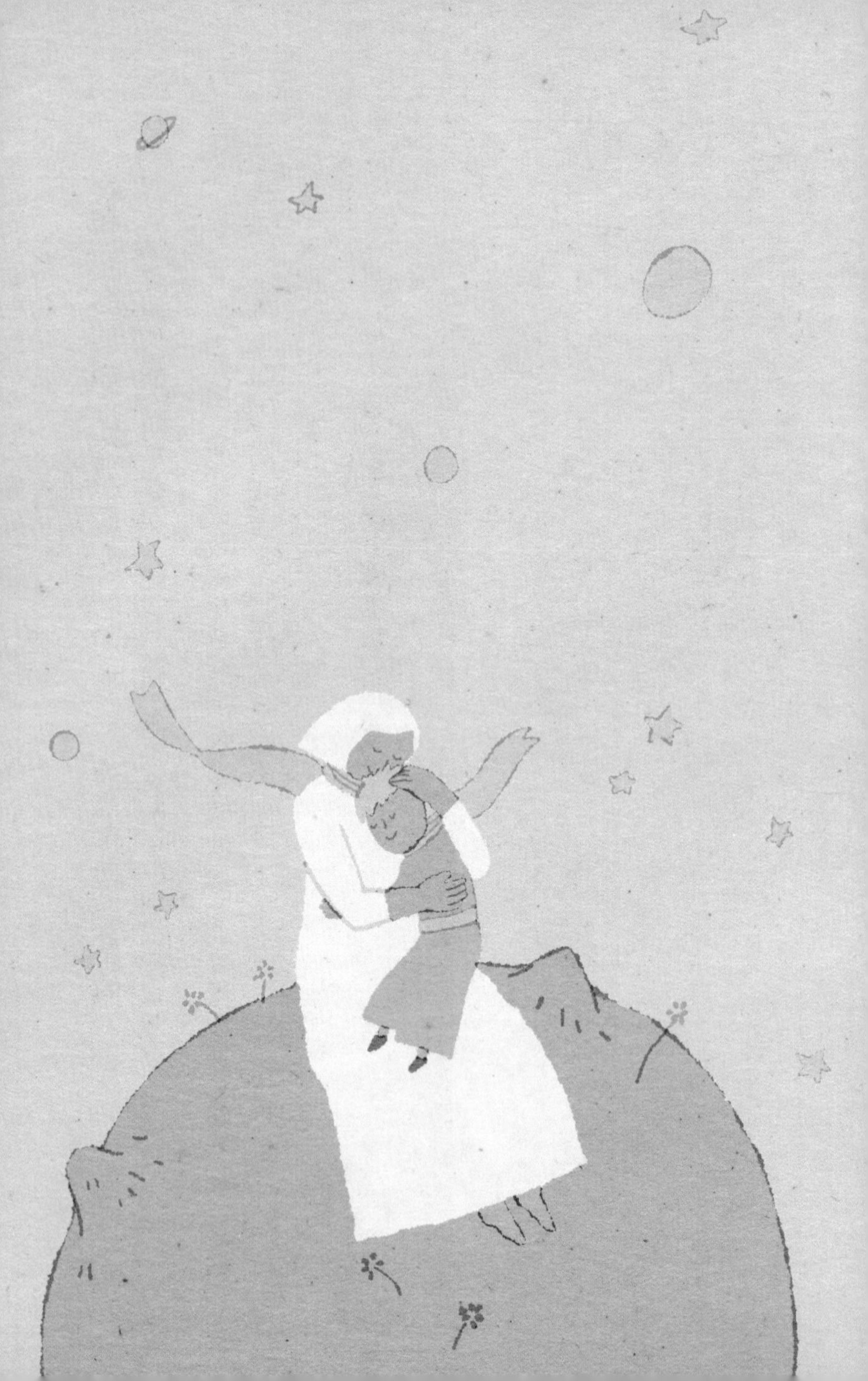

◆師父的話◆

大悲學苑２０２１年在院線上映《回眸》紀錄片裡的育姍，跟咪咪有著相仿的情境：事業有成、有愛他的先生、良好的家庭支持系統，最關鍵的，有個宇宙的中心——摯愛的四歲女兒。

這個年齡層的病人要平靜放下很困難。所幸變成好友的土豆，扮演病人與家屬的橋樑，鍥而不捨地提醒咪咪與阿松，不要只隨著身體的變化起舞，在還可以的時候，創造美麗的回憶，為孩子留下滿滿的愛。

咪咪為孩子留下了筆記本，也為孩子介紹了《小王子》；育姍為孩子錄製了影片。所以當育姍走後，四歲的朵朵對阿姨說：「媽媽有身體，所以媽媽會死；愛沒有身體，愛不會死」；「媽媽走了，我很難過，但我還是可以有快樂」。

咪咪與育姍，臨終前，傾一位母親的終極之力，為孩子留下看得見的愛。他們的愛與生命，延續在孩子的生命中，永遠！

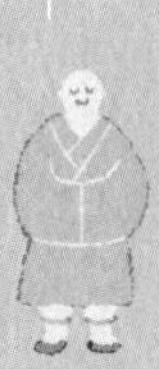

直到我們再見

「林先生，你去年做標靶的效果很不錯。我覺得可以再繼續嘗試。」上周回診看報告醫生這樣說，這句話幾年前醫生也曾經對太太說過。

走出醫院，一哥沒有急著回家，帶著醫生剛剛說的話，沒有目的的走在路上，走了半個鐘頭路過一家超商，進去逛逛。看看最近超商架上有什麼新鮮的甜品或是鮮食便當。

從超商出來，一哥繼續沒有意識地走著，走著走著就進到熟悉的植物園裡，蓮花池還不到季節，池子裡的花還沒開，一兩個帶著長鏡頭攝影裝備的人站在定點捕捉鵲鴝、夜鷺、翠鳥、紅冠水雞，這裡的物種很豐富。

漫步走到條長椅，這裡有些陽光，一哥把剛才在超商買的點心放在椅子上。

先是一口冰冰甜甜的巧克力冰淇淋，再喝一口熱熱苦苦的黑咖啡，哇！這兩種味道加在一起的味道怎麼這麼好！好比一個長的端正但不算帥氣的男生跟一個跟陽春麵那樣簡單的女生居然可以生出卡萊．葛倫，那個跟奧黛麗．赫本演過電影的大帥哥，非常非常有魅力的那種。真是非常非常的神奇。

這組合是最近一哥發現的絕配，如果太太還在的話，一定也會喜歡，只是會規定他一周只能吃一次。如果太太還在的話，被逮到不乖的話，他會跟太太說：「這是今天張董來剪頭髮的時候請司機帶來給我的點心，不是我自己去買的！」

這種說法很容易混淆太太，因為張董跟一哥一樣下午都喜歡吃點甜食，兩個老頭子家裡都有一個警察，甜食在家裡是管制品。張董每次來一哥的上海男士理髮廳剪髮修臉都會帶來最近發現好吃的甜品。

張董來之前一哥都會問是要準備咖啡、烏龍茶、紅茶還是日本玉露。一邊剪髮的時候張董說今天帶來的是去台南拜訪客戶時吃到的米糕栫，這種糯米做的糕點外地人都沒聽過，而且沒有幾家店在賣。有時候張董說，前幾天去美國看兒子時特別帶回來的，連螞蟻也會被甜死的巧克力餅乾。

服務完張董，一哥會請司機阿德一起好好享用每個月難得一次的下午茶，多加一位共犯，多一層保險。張董離開前一哥再次好好打視張董，叫張董立正站好，三百六十度轉一圈，拍掉身上的餅乾屑、糖粉，確認身上犯罪跡證消失無蹤。如果還不夠放心的話，手持式吸塵器拿出來，全身再好好地掃過一遍。

不過，自從太太走了之後，一哥反而很乖，一周只敢吃一次甜食。

很想念太太的時候，一哥就想，如果一周吃很多次甜的話，太太會不會氣的跑進夢裡來罵他呢？如果是這樣，是不是就可以夢中相會呢？如果可以夢中見，被罵臭頭也很值得。越想越開心，那麼早上喝豆漿的時候就點正常的，不用減糖，下午店裡的阿奇去隔壁買手搖飲也順便來一杯，正常，不用減糖。

每當這樣吃得爽快時，一哥腦子就會跑出聲音，「老頭，好啊，你就每天這樣，最好是你不會得糖尿病啦，跟你爸爸一樣，看到時候看是要斷手還是斷腳，你自己選。」

*

太太老說，生的女兒很公主，超難照顧的。是啊，蘇菲小時候真的很愛哭，很黏人，一轉眼沒看到爸爸媽媽就哇哇大哭。

一哥覺得要幫女兒取一個很強，很中性的名字，才不會讓人欺負，像是林威或是林健一這種的，太太說這種名字以後女兒肯定找不到老公。兩個吵了好久，為了讓自己的日子好過一點，同意了一個很女生很女生的名字。

一哥後來想想也對，太男性化的名字可能會阻礙女兒交男友。一哥想到義大利明星，蘇菲亞·羅倫是他最最最喜愛的明星，不只是她很美麗，她的力量她的自信，世界上沒有一個男人敢對她輕浮。蘇菲就成了女兒的小名。

從蘇菲還不會走路時，一哥就時常把她架在肩膀上到處去散步，跟附近的人打招呼，聊天，再大一點就教她騎腳踏車，跌倒了，沒關係，站起來拍拍，再試試。蘇菲再大一點就教她開車。一天帶蘇菲出去練車，倒車入庫時沒抓好跟柱子的距離，車子一倒，左側兩個門馬上變形，一哥卻一點都沒有生氣。

大家聽到板金跟油漆的費用都心疼得不得了，可是一哥卻不覺得。一哥說誰開車沒撞過，只要我的小孩跟路人沒事就好，而且她撞過以後就會更小心。

蘇菲現在車子開的很好，倒車入庫或是路邊停車，咻，一下子就ㄌㄨ進去，相當帥氣。蘇菲考到駕照之後每次出門都是她開車，女兒司機很開心有機會練車，乘客也很開心有免費的司機。就算花半個鐘頭去繞停車位，還不會抱怨停車位很難找，一石擊中好幾隻鳥。大家都很開心。

＊

「去醫院簽預立醫療決定是不是要找兩個證人？」一哥問學長。

「一哥，要找一位二親等內的家人。」

「二等親？一定要嗎？證人不就是見證就好了？如果二等親根本不親，或是在國外的話那要怎麼辦？這不是很奇怪嗎？」

「等等，我上網查一下。啊，這裡說如果沒有二親等的話，也是可以找朋友來當見證人。」學長回。

「那就對了，這樣才比較說得通。好，這樣好辦。」

「一哥，你要找蘇菲一起去嗎？」

「這個嗎，我再看看吧。」

最後一哥找了張董跟他的司機阿德一起去聯合醫院。來諮商的醫生說三個人一起，可以當互相的證人，三個人還有折扣。

一聽到有折扣，張董跟司機走出去，「ㄟ，阿德你要不要幫我簽？這樣可以省幾百塊。」阿德想了一下，說好，他自己那份也一起簽一簽，反正如果心意改變的話，也可以再改。那天，三個兄弟都把自己的醫囑簽好。

記得太太在生命最後的時候，一哥只想要救，壓根沒有放手的念頭，不想要面對即將要到來的失去跟劇痛。

一點都不想聽到「安寧」這兩個字，怎麼可以什麼事都不做！怎麼可以讓她死！

所有在醫療上可以用的工具都通通用上，只要在醫學跟法律上她還活著，即使是機器在幫她呼吸，即使沒有辦法吃東西，即使沒有辦法睜開眼睛，即使沒有辦法說話，一哥還是不願意放手。

不管醫生護士再怎麼努力，不管再怎麼用力禱告，跟神明請求，不管再怎麼想要逃避，這一刻還是來了。

所有測量生命跡象的線條通通躺平。

死神，還是贏了。從來沒有失手過，勝率百分之百。不管對手是人類、動物植物，甚至最先進的 3C 電器，死神永遠是贏家。

醫護人員著手開始把插進太太身體裡面的各種管線拔出來。那個過程，每個動作，每一秒的畫面都燒進一哥的腦裡、身體裡。

*

太太的離開讓一哥的心臟被炸開一個洞，他跟世界平行生活，行走在這世界上卻感受不到這裡發生的一切。

但是身為父親，日子還是要過，即使蘇菲已經出社會了，她還是需要一個可以依靠的爸爸。一哥逼自己把炸壞的心一塊塊拼裝回來，加上之前累積的醫療費也不少，只能回去認真工作。

為什麼？為什麼？這是一哥一直過不去的。一哥無法理解，上天會做這樣糟糕的安排，上天為什麼不把那些殺人放火的傢伙帶走？

「你會希望是你先走嗎？還是讓太太留下來送你？」這樣的日子過了半年，張董問一哥。

被這樣一問，一哥一時沒有辦法回話。

突然想起，太太曾經問過：「你有想過是你要先走？還是我要先走？」。當下一哥也沒有答案，從來沒想過這問題。那時候的他們還很年輕，才談戀愛沒多久。年輕人怎麼會想到死亡。

「《家後》，這首歌我們江蕙唱得真的很好聽。」張董拍拍一哥的肩膀，放下一張CD在櫃台。

你如果真的很愛很愛一個人，你要先走嗎？你捨得讓他先走嗎？誰應當是那個留下來承受一切的人？

*

好一段時間，太太最後在醫院的樣貌會不時出現，在一哥沒在工作的時候或者睡不著的時候。

醫生說：「她現在沒有辦法進食。」醫生說：「她現在沒有辦法下床。」醫生說：「她現在沒有辦法得到足夠的氧氣」。可以維持生命跡象的機器一個個加上去，可是，太太並沒有變得更好。

這些畫面一直出現。

直到有一天，他在夢裡見到太太，站在植物園的蓮花池邊，那是年輕時的太太，穿著一件式的春夏洋裝，陽光暖暖地灑在她的臉上。一哥想要走近一步，太太回頭，兩人相視，太太給了一哥一個很溫暖的微笑。

那天，一哥難得一覺睡到天亮，太太走後睡得最好的一天。

*

「這個、這個，還有這個跟兩杯黑咖啡。謝謝。」蘇菲站在甜點櫃前一口氣點了好幾樣。這天下午她帶著爸爸一起到以手做甜點聞名的咖啡店。

「我點了香蕉派、草莓蛋糕跟生巧克力蛋糕。」

「哇！太膨湃了吧，對爸爸這麼好！」

「偶爾奢侈一次OK的，你最近很乖，晚上都沒有熬夜。」

聽到這句話，一哥閉上雙眼兩秒後慢慢張開，給了蘇菲一個微笑。一哥在動物頻道曾經聽過專家說貓咪用這樣眨眼的方式表達「我愛你」。

服務生端來草莓蛋糕，蘇菲拿起叉子，一哥說等等，咖啡來了才可以進攻。甜點必須配不甜，略帶苦味的飲料來配，這樣才對。一點點苦，才可以襯出優雅的甜。

一哥吃了一口草莓蛋糕，把蛋糕上一顆草莓叉起來放到蘇菲的小碟子。「喔，這個林太太也會喜歡喔。」

蘇菲把草莓插進嘴裡，咬了幾口，點點頭。

「有次我跟她去日本，她說想吃草莓，我們走了好幾家超市超商，好幾十排漂亮的草莓，大顆小顆都有，各種品種，但就是沒有一個是她要的！」

「這個我知道，等等喔，媽媽說有人很壞，逛了幾家店就開始不耐煩擺臭臉。」

一哥想到那個他跟太太在街頭鬧彆扭的畫面差點把剛喝進嘴裡的咖啡從鼻孔噴出來。「吼，這個你要聽我的版本。找了快一個鐘頭她都不滿意，明明都是草莓，你母親大人真的很難搞！」

「你好意思說！你自己有沒有在惠比壽那裡發過瘋？換你在那區找你想要去的冠軍拉麵店！你自己說有沒有！明明那區也有很多拉麵店！」蘇菲用甜點小叉子指著一哥。

那陣子一哥很迷拉麵，看了很多日本拉麵節目覺得去到東京一定要去這家這麼講究的店。麵條甩乾的手勢、淋上海陸系高湯、加在上面的配料跟燒得焦黑的醬油都是精細思考過的。

草莓事件隔天，一哥說要帶太太去一家很厲害的拉麵，這次換太太翻臉。在惠比壽走了也快一個鐘頭，這家店還是沒有出現。

兩個人在東京的街頭吵了起來。一哥說：「我只是想要帶你去嘗試看看你沒有試過的東西，你幹嘛那麼不耐煩。」太太回：「那你昨天晚上不是也一樣嗎！我也是想要讓你嘗試不一樣的東西。」

當下聽到這句話，一哥馬上在惠比壽街上跟太太道歉。這點一哥很聰明，太太如果一發火的時候就趕快道歉，立即滅火。這招也是張董教他的，嘴巴甜一點，果真有用，太太的怒火沒有繼續燒，走到下一個街口，一哥走到太太旁邊，一把牽起她的手，這次太太沒有把手甩開。還好運氣很好，轉個街角就看到那家店的招牌。

「吼！你母親大人發火的時候很可怕。」

「對啊，有時候看你們覺得好幼稚。」

「蘇菲，你有這樣讚的對象嗎？會在大街上跟你道歉的對象嗎？會想要理解你的對象嗎？」

「像你們兩個都這麼幼稚的嗎？這樣好嗎？」

「真是沒有禮貌，怎麼說你的爸媽幼稚！」一哥伸手把蘇菲抓起來，在手背上拍拍拍。

蘇菲快三十歲，但是從來沒帶過一個男朋友回家，倒是一個叫阿聰的傢伙常常來家裡，兩個也一起出國去渡假，去過日本好幾次，還有泰國、峇厘島。

「蘇菲，我的寶貝，不管是黑的白的灰的黃的，高的矮的，男的女的，帥的美的，爸爸都好。」

等等，剛剛爸爸說什麼？男的女的？

「但是醜的不行，爸爸不喜歡醜的。太胖太瘦也不好，健康狀況可能不太好。醜的，怎麼可以每天看！」

「爸爸，你怎麼可以這樣以貌取人！」

「唉，你爸爸一輩子都在幫人剪頭髮修臉，打理客人的外表，到了一個年紀如果讓人看起來還是不舒服的話，這個人肯定有些問題，相信我。蘇菲，你知道嗎？爸爸不管什麼時候看到媽媽都覺得她好可愛，沒有人會比她更可愛。即使媽媽對我很生氣的時候，當然被罵的時候還是很可怕，可是被罵完，我還是覺得她很可愛。」

「你們兩個真的好噁心！」

「我們還有更噁心的！」

「天啊！不要告訴我！救命啊！」

一哥雙手放在桌上，上半身往蘇菲靠近，「跟你說最噁心的，我們每天睡覺的時候都會牽手手喔。」

「挖哩，太噁心的。林先生，拜託你不要再說了！」

「呦，這樣就好噁心，你到底是不是我的女兒。」

一哥轉身對店員揮揮手，指著咖啡杯比2。

右手食指在人中的鬍子上來回來回搓搓，喝一口咖啡，「還有啊，你那個阿聰，皮膚保養比你做得更認真，比你更會打扮。每次你跟他關在房間聊天，爸爸都超放心的，林太太也是很放心你跟阿聰出國去玩。」

*

「爸爸，醫生明明說還可以治療，我們再拚拚看，好嗎？」

這天蘇菲開車帶一哥出去郊遊，往北上了高速公路到東北角，沿著濱海公路開到大鼻尾平台。天氣有點涼，陽光曬下來很舒服，穿上黑色羽絨外套，圍著太太的一條大紅圍巾，裹得暖暖地出去走走，前面一片開闊的海，大口大口吸進鹹鹹的空氣。

「爸爸一開始就教你開手排車，喜歡開車的人都會開手排車，一檔一檔加速，打進第五檔，前面看到有個轉彎處，這時候要開始降檔，速度放慢一點，讓車子在你的掌控裡，要不然的話會翻車。爸爸現在只是在慢慢降檔，讓車子慢慢回到一檔，然後找個安全的地方把車停好。」

一哥剛剛告訴蘇菲他不想要再接受任何積極的治療，他決定選擇讓「安寧緩和醫療」團隊接手。

「可是爸爸，你知道你不再接受治療的意思是什麼嗎？」

「我知道啊，我現在可以在這裡跟這世界上我最喜歡的人一起看海，跟我最愛的人說話，喝咖啡吃點心。而且我可以繼續住在家裡，還有年輕可愛的醫生護士來看我，這比被關在醫院好多了。我只是選擇降檔，而不是加速，放慢速度。」

「爸爸，你為什麼要這樣固執？」

「蘇菲，爸爸很抱歉，我如果可以有選擇的話當然希望可以留在地球上，看你會不會生個小蘇菲讓我帶出去跟朋友、路人炫耀，可是這由不得我。爸爸不是選擇不治療，我只是選擇不要無效醫療，期待醫療可以把癌症消滅，我不舒服的時候還是會找醫生護士幫我處理。有生活品質才是活著。」

「爸爸，你怎麼捨得我？」

「沒有父母捨得讓自己的小孩受苦。你痛，我跟媽媽也會痛。你小時候學騎腳踏車的時候沒讓你摔過幾次妳怎麼會學會騎車。有點痛，不是那麼壞，你摔了幾次也就學會了。」

「爸爸，那只是身體上的痛。」

「蘇菲，我們都不想要面對失去的痛，可是這是我們每個人都要面對的功課，沒有一個人可以逃過。我很清楚現在這樣跟你一起在坐在海邊的一分鐘大大勝過在醫院無法動彈的一百年，超過超過超過太多。為一個你愛的人心痛，這樣不是很理所當然嗎？」

蘇菲沒有說一句話，看著海浪一片接著一片捲進海灣，摔向岩岸，碎開，慢慢變成一顆顆小氣泡。一哥靜靜地坐在旁邊，把從家裡帶來的保溫杯打開，一小口一小口啜飲蘇菲在家裡沖的咖啡。兩個人就這樣靜靜地坐著一陣子，看著海，呼吸這裡的空氣。

「蘇菲，爸爸知道這一切對你很不容易，你可能會覺得爸爸很任性，可是爸爸也是花了一段時間去理解，去看待死亡這件事，然後我領悟出一個道理，讓我決定要安寧，你要聽聽看嗎？」

蘇菲聳聳肩。

「我們都認為死亡之後一切都結束，什麼都沒有。可是我現在覺得不是這樣，生命沒有就這樣停止。一個人走了的時候我們說往生，可是你想想，為什麼是說『往生』？」

蘇菲轉頭看著一哥。

「往生，就是往另外一個生命前進。這一生結束了，要往下一生前進；所以必須要有死亡這件事的發生才能讓下一生開始，所以這一生必須要結束。就像你在公司做完一個案子才可以再繼續做另一個項目。這樣想的時候，死亡也不太壞。總是只能理一種髮型，或是只能穿同一件衣服這件事也太難過了，太像北韓了，太可怕了。」

蘇菲雙手攤開，用力伸向天空兩次。這是蘇菲的 Oh My God，我爸在說什麼！

「我又領悟到另一件事，很有道理，也讓我沒那麼害怕。我這一世有三個零件在一起運作。一個是身體，一個是這一世的角色，一哥，這個留著帥氣鬍子的理髮師，這個人也是先生、爸爸、兒子，另一個是我的靈魂，一直跟著我。前世前世就跟我一起，現在也一起，未來也一起，我最好的朋友，最照顧我的朋友。」

「三個什麼什麼？你在講什麼啦？」

「我這一世角色的工作結束了，上面大老闆要我回去做報告，所以身體也必須要停止運作，這樣我才可以跟著我的靈魂回去另一個家，回去跟大老闆報到。大老闆會找一天有空的時候聽我做結案報告，讓我知道我哪裡做的不夠好，需要改進。之後我不知道大老闆會不會讓我在總部渡假多久，之後又會派給我新的任務，你知道嘛，有點像007那樣。我下次的任務可能是一姊，在紐約中央公園散步的時候你媽媽看到美麗又有氣質的我，她的頭暈了一下。心裡想，要怎麼接近這個迷人又很熟悉的陌生人。」

「你在瞎說什麼啦？」

「多蘿西．路易絲．伊迪，這個人太有意思了。一個在英國出生的小女孩，一次從樓梯上摔下樓，醫生來看，確定她掛了。可是幾分鐘後她醒了，然後她說她的家在埃及，在三千年前的。長大後，她跟一個埃及人結婚回到埃及，她覺得她回到家了，她知道她前世住在哪個神殿，牆上的象形文字是什麼意思，她跟那些埃及學的博士說要往哪裡挖可以找到花園還是什麼東西。那些專家都不相信，因為她的學歷不高。可是往那個地方一挖下去，專家們找到花園。」

「爸爸……」

「蘇菲，你看不到的東西並不代表不存在。」

蘇菲沒有反應。不確定過了幾分鐘還是幾十分鐘，蘇菲轉身，眼睛對上爸爸：「多久？」

「蘇菲，爸爸不知道還有多久，但是現在，現在我還在。」

「爸爸，那我要怎麼辦？」

「難過的話就讓眼淚流啊！你的一半是我，你的另一半是媽媽，我們永遠都在，你這傻瓜。」一哥摸摸蘇菲的頭。

「然後呢？」

「去外面散步，還是去健身房流汗，都好。跟阿聰出去玩，都好。所有的答案都在大自然。」

「你就這麼固執？」

「你是第一天認識我嗎？你如果可以送爸爸這個禮物，我會很開心。」

「我是不是沒有辦法說服你？你都已經決定好了？」

一哥雙手貼在心臟上，雙眼上下一合，嘴角上揚，送給蘇菲一個貓眨眼。

苑。

＊

兩個月前，當一哥還可以行動的時候，他請阿德陪他去了一趟大悲學苑。

「師父，這幾天我覺得很悲傷。雖然我從太太的往生學到了一點甚麼，但我還是無法放下。我不是怕經歷死亡的痛苦，而是想到以後女兒要自己一個人吃飯、一個人看電視、一個人吃甜點喝咖啡、一個人孤單的生活，我就希望自己不要這麼早死，能多活一天也好，多活一天就可以多陪她一天。」

「你已經做得非常非常好了，能從太太離開的震撼與痛苦中學習到要準備自己的死亡，我沒看過像你這樣有慧根的人。」確實是，一哥能從太太最後所受的無效醫療中覺察到若是不可逆就順其自然，這樣的領悟確實是大悲的師父們很少看到的。

「師父，我一直享受著做爸爸的喜悅，太太離開時也是因為有女兒的陪伴，才讓我回到這個真實世界的意義。但這次的這種悲傷，太無力了，想到蘇菲要孤單一個人在這個世界上，我就無法忍受。我是不是太自私了，只顧著讓自己死的好死得不拖拖拉拉……」

「你很清楚你的身體只會一直往下掉，你也有所準備，你沒有把自己的生死難題留給她，我沒有見過比這個更棒的方式去表達對孩子的愛了。你接下來只要讓她知道，你有多麼愛她多感恩她來當你們的女兒……對了，我看到一個報導說，芬蘭大學有個教授專門研究幸福指數，他說，**當你知道怎樣就足夠時，你便快樂**。我想，這就是為什麼芬蘭是全世界幸福指數最高的地方吧。」宗惇師父用他一貫的溫柔面對一哥，對師父來說，最重要的是協助病人平安經歷這一段學習的旅程，讓病人在最後一刻走得平安沒有罣礙。而這也是大悲一直以來照顧病人的挑戰。

*

「一哥跳樓大拍賣！每件通通一百塊！要買要快！」一哥家裡客廳牆上貼著的手繪的海報。

移動衣架上掛著一哥挑選過的西裝外套、冬天防風外套、大衣跟十來件襯衫。這些全部都通通拿去乾洗過。電視櫃前也擺了一些領帶、領帶夾。

這天一哥邀請工作時認識的好友、年輕時代就一起打鬧的朋友來家裡。

阿聰跟蘇菲在廚房裡準備咖啡杯、水杯、啤酒杯、葡萄酒杯，餅乾小點。

一哥坐在客廳往廚房喊「阿聰，你來一下。」

阿聰把一哥扶到房間，讓他慢慢坐在床邊。一哥拿出一包東西：「阿聰，你如果不介意的話，阿伯想把這套修臉的工具送給你，是我在店裡用的，專業級的。你學會怎麼幫男朋友修臉的話他肯定會更愛你，網路上很多影片，你回去練習練習，有問題再來問我。我那把刀用了很久，但是我保養得很好。」

「啊啊啊！阿伯，我我我……」

「阿聰，阿伯很謝謝你一直在蘇菲旁邊，以後還要繼續做好朋友喔。」一哥給阿聰一個微笑。「你現在有喜歡的對象嗎？阿伯看過很多男人，你可以帶來給我鑑定鑑定。」

阿聰從一哥手裡收下這包禮物，「阿伯……，這個這個，謝謝。謝謝你。」阿聰不知道要說什麼，給了一哥一個擁抱，緊緊的擁抱。

「阿伯還有個任務要交給你，很好玩的。」

＊

「蘇菲，我想回醫院一趟，調整一下我的藥劑。」中秋節過後幾天。一哥回去醫院見他的安寧團隊。

「謝謝你送給我這給禮物，爸爸最愛最愛蘇菲。」給了蘇菲貓眨眼，雙手按在心臟上。

「爸爸，我先回去，明天再過來。」蘇菲用力擠雙眼，給了一個貓眨眼。

這天晚上一哥準備好了。

陷入昏迷中的一哥靜靜地等著，靜靜地等著蘇菲在他耳邊說允許他走。幾天後，一哥緩緩地、緩緩地，慢慢地退到一檔，然後到 P 檔。停好了，一哥就這樣，安心溫柔地走完這趟旅程。

*

「蘇菲，這個過年你跟我還有妳爸媽要一起去奈良、京都。」這天阿聰帶了甜點來家裡找蘇菲。

「什麼什麼？跟誰？我爸媽？」

「是這樣的，一哥超有品味的，他超愛我的。」

蘇菲翻了個白眼。

「你爸交代我第一個過年要帶你出國，他已經把行程跟費用都搞定了。我跟你說，他訂的飯店都很讚讚讚，我已經跟我爸媽說今年不跟他們過年，他們也不喜歡過年。」

阿聰遞給蘇菲幾張城市導覽地圖。一張奈良的，另一張京都，一哥用紅筆圈起來好幾個地方，還有手寫的筆記。

看到爸爸的筆跡，蘇菲的眼淚一顆顆從眼尖跑出來。

阿聰走去廚房把水壺放在爐子上，打開櫥櫃找了一哥最喜歡喝的伯爵茶，站在爐子邊等著水燒開。

等水燒開，用一哥以前常用的茶杯，沖了一杯給蘇菲。

「蘇菲，你要好好地，好好地，用力討好我喔。」

兩個人喝著一哥喜歡的茶，好一陣子沒有說話。

阿聰站起來要去廚房幫茶杯加熱水，「你爸說以後妳交的女朋友都要我看過才可以，耶！」

蘇菲的眼淚掉個不停。

「你爸跟我說男的女的都ＯＫ，要真的真的喜歡，會真的珍惜我的蘇菲才ＯＫ。所以，我現在是一哥的代言人，你以後交的女朋友，不是，應該說你以後認識有可能的對象都要先我這關。耶！謝謝一哥！我太喜歡這工作了！」阿聰把手按在心上，閉上眼睛對一哥說謝謝。

「這裡還有一封一哥要給你的信。」

*

我最愛的蘇菲，

這段時間辛苦你了。很不容易吧，爸爸知道。

你有出去外面走走還是去運動嗎？去大自然看看？海邊很棒，爸爸從小都一直很喜歡海，你也很喜歡。

你可能想要問爸爸要多久才不會痛，其實爸爸也不知道。有時候可能是一首歌，有時候可能是你的眼淚跟汗水流夠多的時候，一點一點把你的痛帶走。

可是想想，沒有愛怎麼會有痛？不是嗎？或許痛，可以把你愛的人刻進靈魂裡，這樣當我們再見的時候，我們就可以馬上認出對方。這樣相信的話，為一個人心痛好像也不壞。

曾經有個師父告訴我，芬蘭大學有個教授專門研究幸福指數，他說，當你知道怎樣就足夠時，你便快樂。人生是一段旅程，我的很棒，很足夠，我很快樂，我很感謝。

直到我們再見，爸爸希望你也有個屬於蘇菲的旅程，這個世界有太多太多值得你去探索。

直到我們再見，謝謝你來當我和媽媽的寶貝。

直到我們再見，我希望你的一切都很好很好。

◆師父的話◆

太太離世時，一哥用盡力量做盡治療，希望能留太太在這個世界上，即使多一天也好。太太臨終前的痛苦畫面，往後多年不斷在一哥腦海重複播放，他變成悲傷的家屬、悲傷的病人。

人生的最後階段，我們究竟做了多少「無效醫療」？最後的努力又是為什麼？一旦身體無法承受，我們需要理解不同階段有不同的醫療需求，智慧的選擇最適當的醫療方式。

因為愛，痛定思痛，這一次，面對自己的病況，一哥看清了很多事，決定將人生減速，排檔慢慢退直到停好車，有尊嚴、有品質的「活著」，展現完全不同的風姿。

覺醒的病人是很有力量的，有時候比家屬更有力量。病人自己做了決定，也可以避免家屬往後的悲傷與自責。

只是，可不可以不要每次都經歷血淋淋的經驗、有人犧牲以後才會懂？

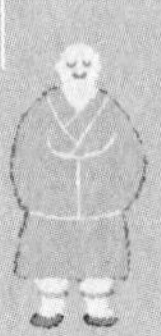

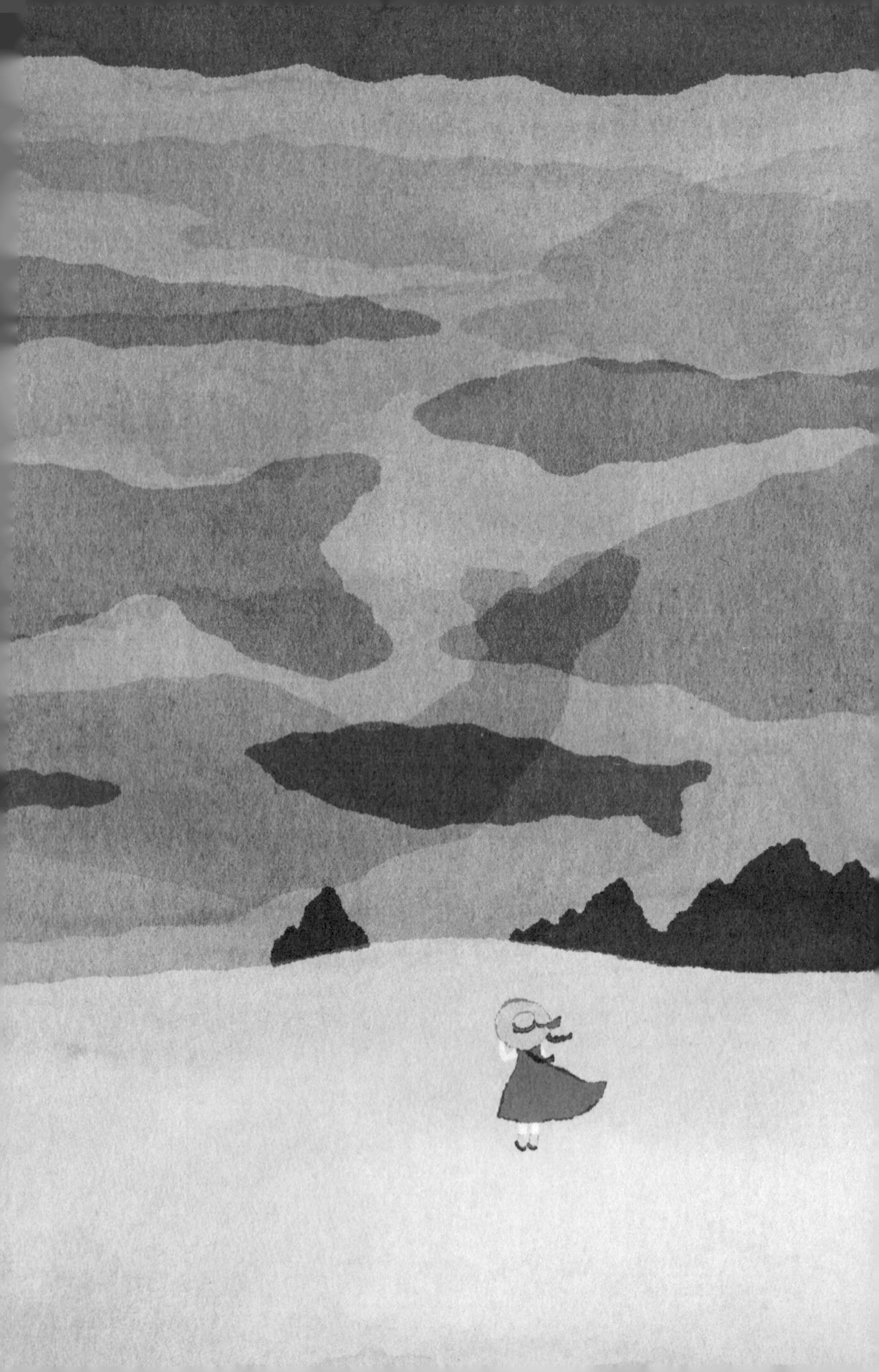

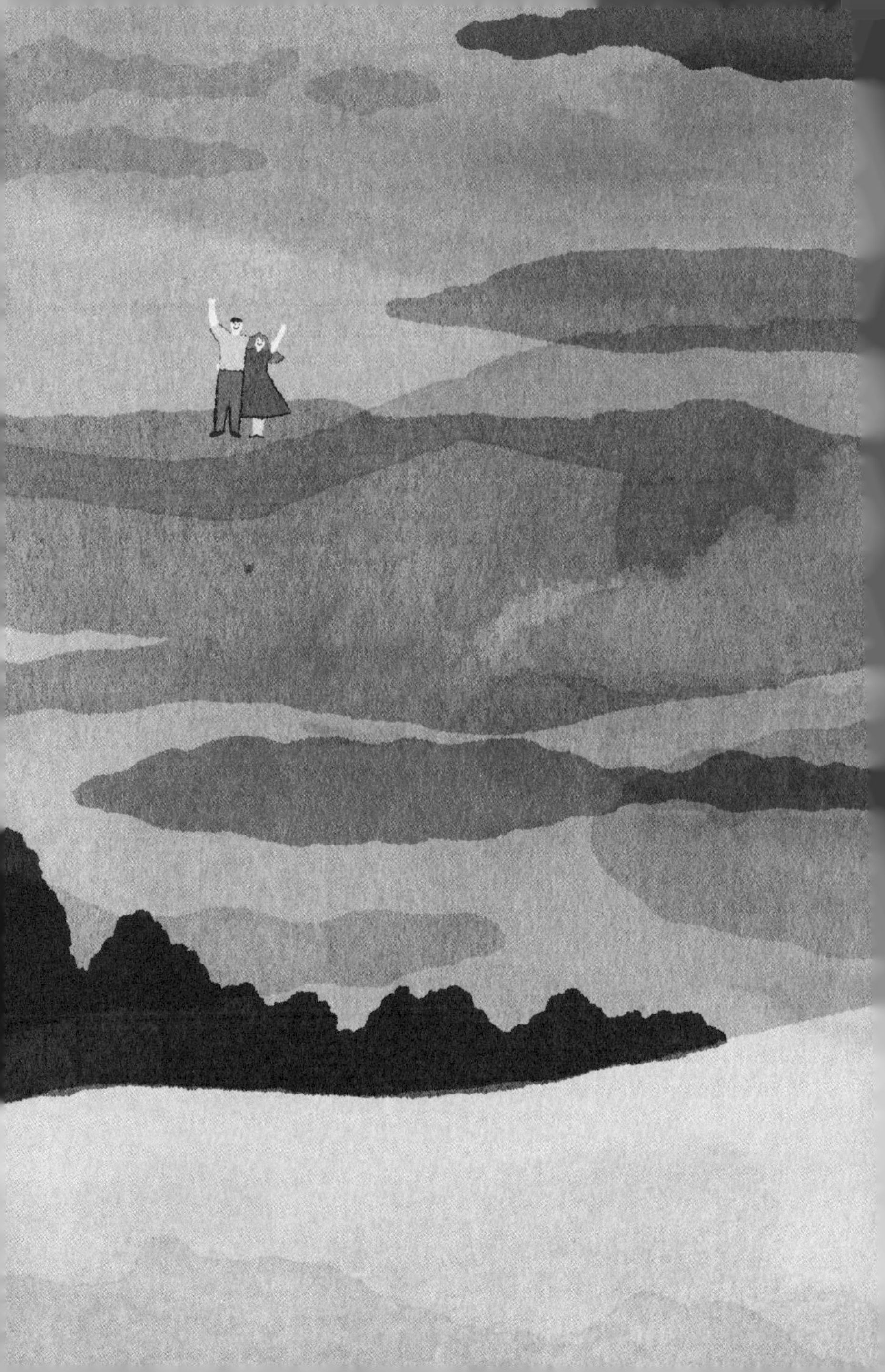

做自己的太陽

Line

「明天大悲背心不要，黑白藍色不要」

「收到！」

「迪士尼、Hello Kitty，可。蝙蝠俠不可，美國隊長可。」

「收到！明亮陽光系的。」

「提早十分鐘，可？」

「可！」

*

「路克，你介紹的那部電影，真的不知道在說什麼。浪費我一個多鐘頭，還好不用額外付費！」護理師阿芳早上進來巡房。

「真的看不懂？我是聽說很多婆婆媽媽看了都很有感覺，而且還得了很多獎才推薦給你說。」

「婆媽？」

「不是啦，就熟女啦。」

「你是皮在癢喔？婆媽？好啊，待會下針的時候你就知道！」

「唉呦，不要這樣啦，姊姊！歐膩啦！」

「你不是說那個新來的親切又可愛，跟我都不一樣，今天就讓她來吧，剛畢業，超新鮮的，還在練習找血管。」

「阿芳歐膩！不要這樣啦！是青蛙推薦的，他說你一定會喜歡的。」

「沒關係啦，牙咬一下就過去了！我會在旁邊好好地指導，哈哈哈。姊其實很喜歡看復仇者。」

前天下午路克在網路找片子，青蛙問要不要看《鬼滅》，路克搖搖頭，之前明明很喜歡，還買了一套漫畫，現在卻一點興趣也沒有。他不知道這場病不只讓自己吃東西的口味改變，連看電影的口味也變了，不喜歡鬼，不喜歡殭屍，甚至連天堂也不喜歡。

＊

「路克，路克，給我 look look 一下，這是什麼狀況？這要怎麼回？」青蛙咬著一顆超商的燒肉便當大飯糰，眼睛盯著手機螢幕。

路克注意到青蛙的嘴巴好像挖土機，上下顎打開，往目標前進，一合上來，飯糰就缺了一塊扇形，灌一口可樂，在嘴裡和個兩三下，呼嚕呼嚕吞下肚。

「look什麼啦，店長傳給你什麼？你又沒有好好交接給下一班了吼，被電活該。」路克右手搓揉鑲進耳垂上的黑色圓耳環，左手來回滑著後腦勺才剛剃過有點刺刺的髮根。

「不是啦！是直播那個啦，我跟你說過那個女神，很像Blackpink裡面那個Lisa有沒有，我的超級天菜。」青蛙形容天菜的時候幾顆飯粒以拋物線的弧度噴出。

「什麼啦，你的菜？之前來店裡健身房的衝浪女也是你的菜，每天早上買黑咖啡的熟女OL也是你的菜，每周三下午來寄宅配的小資女也是你的菜。你開量販店喔，通通都是你的菜。」

青蛙是路克的麻吉，之前他們倆個下班後常常會先騎車去手搖飲店，喝點東西打屁，罵罵店長和怪怪的客人，等天暗了，各自回家吃飯，然後再組隊線上遊戲繼續開戰。青蛙也很常在路克家搭伙，米珠姨很喜歡路克帶朋友回家。

「快啦，要怎麼回啦，她正在敲我……挖塞，她約我出去吃飯！發達了！」

「蛤！這麼突然？你見過她嗎？她為什麼要約你？你之前送過什麼東西？」路克開始有點興趣，把身體坐正。

「就斗內一些些啦，沒什麼啦。」

「說！你斗內多少？哀鳳那樣多？」

「沒有很多啦！她就說她的手機最近鏡頭常常有問題，直播的時候拍不清楚。」

「我咧！你就這樣 Pay Pay Pay Pay！我手機也有問題啊，螢幕這裡裂開，電池也充不飽。」路克拿起手機指著螢幕上的裂痕。

「吼，你沒有她有的，這不能比。」

「對啦對啦，我是沒有水蜜桃翹臀。」

「吼才不是勒，你沒有那早晚溫馨的問候。我跟她說我最近手好像有點扭到，她連續好多天都會給我愛心，秀秀喔。」青蛙轉轉手腕，有點陶醉的樣子。

路克翻個白眼，吸了一口氣，「把小飛拿給我。」

青蛙放下手機，「你現在要穿嗎？你要去廁所嗎？」

「沒有。」

「那要小飛幹嘛？」青蛙站起來走去窗台，抓起靠在牆角的義肢。

「你就拿來，問這麼多幹嘛！」

「不是啊，你要去哪裡嘛，我撐你就好了啊。」

「我要打爆你的青蛙腦！」

「ㄟ，你很暴力耶。」青蛙手上抓著小飛，不願意交給路克。

小飛是路克的刀片義肢，國家地理頻道有個主持人車禍後截肢也是選刀片式，帕奧選手們也都是選這款，線條很簡潔。

路克上高中的時候小腿常常痛到睡不好，先是吃止痛藥，沒什麼用，後來去復健科，也是沒用，搞了一兩年之後才被診斷出是骨癌，可是遲了點。

*

「不是那塊，角度不對輪子卡不上去。」路克對青蛙說。

「就沒有啊，要不然你來找啊。」

「不可能！我組的時候都沒少過，一定是被卡在哪塊大磚的下面。」路克坐在書桌前的人體工學辦公椅上，桌上一排透明塑膠盒裝著各種顏色跟不同尺寸的磚塊，六隻樂高太空戰士一字排開，路克正在替他們設計身上配帶的武器，雷射光劍、重力槍、雷神的大搥。

青蛙坐在地上，腳邊十幾袋拆開來的樂高零件，兩本攤開來的說明書。把散落在地上磚塊一個個翻過來看。「啊找到了！」

青蛙把找到的那塊磚卡上去後，路克轉頭看了一眼，食指點點左邊鎖骨上的一小行刺青「leg godt」，右邊嘴角微微上揚。

網路電台正在播放瘦子的歌，兩個人隨著節奏一起晃動腦袋唱「great！great！great！great！」。

音樂繼續播放，兩個人各自繼續手邊的工作，繞舌歌手唱著「幹大事！幹大事！」，兩個也跟著唱「幹大事！幹大事！」。

路克房間右邊靠牆的櫃子最上層擺了一組馬力歐的賽車場，最下面一層，大概有四十公分的高度，是預留給他正在蓋的太空世界。路克在建構一個星球，蓋完這艘太空戰艦，繼續要蓋太空基地跟維修站。後面要規劃一個像羅馬競技場的地方，街道上有來自不同星球的人、動物跟機器人，有些人在街道上聊天，有些準備去看不同星球的太空橄欖球比賽。青蛙負責組裝太空戰艦上層的駕駛艙。

「路克，你知道我們門市要收了嗎？隔壁條巷子又開了一家，附近走沒幾步路就有六家。」

「真的嗎？那你要轉去哪個門市？」

青蛙放下手上的磚塊，「我在想是不是去澳洲打工，好多人去那裡賺很多錢，一個月隨便都有十幾萬耶。」

「那麼多！可是你英文那麼爛？」

「就是英文很爛，去那裡學比較快，又可以賺錢。你覺得呢？」

「不知道啦，我又沒去過。」

「我先去看看是怎樣，你再來找我？我們可以住在一起耶！還可以跟澳洲妹妹交流交流。」

「澳洲妹妹？哇外國人耶。」

「不對，我們如果去到那裡我們才是外國人說。」

「哈哈哈，對吼我們是外國人。」

*

阿長問土豆有什麼感受。

「唉呦，這麼年輕。」土豆說。

「是啊。」

阿長剛開始進醫院時選擇在幼兒科，可是即使在那裡還是逃不過死亡。她見過新手爸爸把剛出生沒多久卻死去的嬰兒抱在懷裡搖晃，彷彿他的小孩還有呼吸，那個畫面太過深刻疼痛。就像德嘉師父面對母親臨終時，把插進身體那些管線一根根拔掉那樣的痛。

德嘉師父說過為什麼大悲，因為要拔除一個人的痛苦是不容易的。

「兩個還在規劃去澳洲打工，聽起來更心酸。」

「青蛙也不知道要怎麼面對，可能是他鼓勵朋友的方式吧。」

「阿長你沒有看到他的刺青寫什麼嗎？」土豆手指左邊的鎖骨。

「寫什麼嗎？我只看到一排英文字，看起來很酷，跟他的耳環一樣。」

「leg godt！路克把腳當成神那樣！我是沒有認得幾個英文字，但是我認得 leg 跟 godt 這兩個字。」土豆把英文字母拚出來。

「真的嗎？等等，godt，為什麼多了一個 t？」

「被刺錯字了嗎？我的天啊！路克知道嗎他被刺錯字嗎？這會不會太悲傷了。」

*

「這杯超好喝的，重點是裡面有加椰果。」葳葳頂著一頭粉紅色參雜幾搓淺咖啡色的頭髮靠坐在玻璃窗靠牆的長椅，手裡捧著一杯手搖飲。路克的病床靠窗，陽光充足，太陽下山之前完全不需要開燈，非常明亮。

葳葳站起來，吸管對準路克的嘴，路克用力吸了一口：「椰果還不錯。」

「是不是？有嚼勁，我們台灣人最喜歡ＱＱ的東西了，以後我們的店一定要把這個加在菜單裡。」路克跟葳葳對於手搖飲有一個共識，就是他們可以調出來更狂更厲害的，市面上這些都不太行，都不夠特別。

高中暑假路克在住家附近的賣場打工，因為母親大人說如果不出去工作的話就要到家裡的檳榔攤上班。葳葳在一樓賣衣服跟飾品，有一天有個精神異常的婆婆來店裡偷髮夾，大家都不知道要怎麼處理的時候，路克剛好經過，先幫婆婆買單，然後四處打聽，終於問到婆婆家裡的電話。

之後三不五時葳葳就會買飲料請路克，聊著聊著，兩個常常一起活動，好到讓米珠姨以為是不是在交往，這個媳婦不錯，路克說冤枉啊，葳葳說我的菜不是這款，但是當一起開店的兄弟很可以。

「喂，你頭髮有點長，要修一下，我上次幫你剪的貝克頭已經走樣了。」

「真的嗎？」路克把手機鏡頭轉向自己。

「超不及格的，我們美髮人無法忍受的程度，我下次來幫你剪。」

路克摸摸頭髮，「最近設計師還有找你麻煩嗎？」

「別說了，我們還是聊別的吧。」

「這麼糟？」

「反正我就是那瘋婆的出氣桶，也不知道我是做了什麼犯了她，看我超不順眼。昨天發飆說我有碰她的剪刀，見鬼了！我怎麼敢去碰她的！我找死嗎！」

「喂！喂！喂！」

「Sorry，我忘了，太火了。」有些敏感的字最近在路克面前是不能說的。

「那你要不要去之前找你的貴婦髮廊？」

「那裡學不到什麼，夫人們的造型差不多就那樣。染跟燙也就是那樣，沒搞頭，跟這個瘋子還可以學到一些功夫，她還是有在跟最近的流行。」

「也是，你忍忍吧！出來工作總是什麼人都有，我們之前那個店長也是超不OK的，有次把青蛙罵到他快要出拳揍他，是我在後面硬把青蛙拉開。」

「你兄弟吼，都這年紀了還要跟人打架，他最好去澳洲打得過外國人。」

「澳洲？」

「好像申請都差不多了吧，我最近被操到都要去看復健科了，根本沒力氣理他。」

「喔。」

「你覺得這個髮型如何？適合我嗎？我最近在學這個燙法。」葳葳從手機滑出一系列韓國最流行的燙髮，指著女星李聖經的水波紋卷。

「嗯。」路克看都沒看。

「欸！你好敷衍。」

「他什麼時候去澳洲？」

「簽證應該這兩個禮拜會下來。」

「喂！你還沒說這個髮型好不好？」

路克沒有理會葳葳。

*

阿長問土豆有什麼感受。

「很熱，又好冷。」

「土豆，什麼意思？你現在有發冷又發熱嗎？你感冒了嗎？」阿長馬上伸手摸摸土豆的額頭，很怕志工帶病菌給病人。

「我沒有生病啦，就是陽光雖然很大很曬，年輕人也很陽光，可是心裡就感覺很冷。」

「冷，是難過嗎？」

「那個輕鬆快樂是真的嗎？還是刻意製造的？」

「他跟朋友平常相處就是這樣，這兩個年輕人還蠻常來看他的。」

「阿長，他們都不知道路克已經是四期嗎？大家好像假裝沒有這件事，連進來的護士醫生還在跟他在開玩笑！」

「土豆，你如果是路克，你會怎麼做？你會希望身邊的人怎麼做？」

「我？我嗎？什麼意思？」

「你如果是路克的話，你會希望他們每次見到你就只是把你當病人？」

「嗯，這個我沒想過。」

「那就對啦。你會希望每個朋友來都只跟你說你最害怕，最想要逃避的事嗎？你看，我都跟你們說不要穿大悲的背心了。」

「學長有交代要穿明亮的。」土豆身上穿 Doraemon 嘟嘴的 t-shirt。

「你知道路克有多害怕嗎？你可以輕易地接受你的生命即將結束嗎？對他來說死亡是什麼？是一個未知，是一個他不敢觸碰的議題。」

「不是啊，所有人在演一切都沒事嗎？」

「他現在願意讓我們來看他已經是很大的進步了，之前他很抗拒，很怕我們會跟他聊死亡。**我們要配合病人的腳步**，像德嘉師父說過，這就像跳舞，他退我們就跟著往他那進一步，要配合。你在病人最逃避的時候硬是要跟他說他不想聽的，只會把他推得更遠。」

的確，沒有人想死。還有機會的話，誰不想拚那一線生機，即使代價再高。誰想在病床上談死？

「那要怎麼辦？」

「溫暖地陪伴。」

「就這樣嗎？」

「溫暖地陪伴他跟他的家人，他們面對死亡接近驚慌的時候溫柔地接住。能做到這樣就很不容易了。」

「溫柔嗎？」

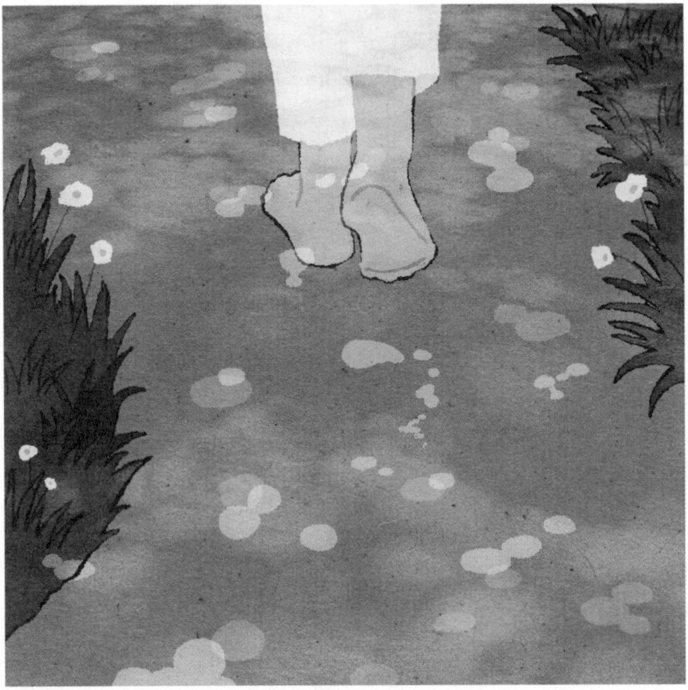

「土豆，記得即使是病再重的人都還是活著。Dying，是邁向死亡，但是還是 living，還是活著。」

Dying, but still living.

這句話卡在土豆的腦裡，走出大悲學苑，大門打開，一群年輕男女邊走邊鬧地朝華山那邊走，最近華山在辦日本的動漫展還有台北電影節。

夏天的太陽把柏油路曬的發燙，敲顆蛋下去蛋白沒幾秒就會變色。

不久前路克也是這樣在路上這樣跟朋友打鬧，跟青蛙比誰可以先跑到前面的便利商店，輸的人就要請霜淇淋。

*

「你這個孩子真的很壞，這帖藥是我特別請中藥店煎的耶。」米珠姨正在罵路克，他把一整碗藥倒掉，幾乎沒喝。

路克本來就不喜歡中藥的味道，冬天米珠姨經常會煮燒酒雞或薑母鴨幫大家暖身，但路克都不碰，青蛙倒是很喜歡，因為家裡很少開伙，米珠姨也很喜歡青蛙這麼捧場。

「你知道這帖藥很貴嗎！浪費人家的錢！」

米珠姨聽朋友說他的舅舅之前生病，狀況很不好，後來人家介紹一位名醫，喝了他開的中藥，本來虛弱的整天躺在家裡，現在都可以去公園跟人家下棋，氣色好的很，罵起人來中氣很足。

*

茶几上擺著一袋做指甲的工具包，葳葳坐在小板凳上剛剛幫路克修完指甲，現在正在上指甲油，每支手指的顏色都不一樣，大拇指上黃色，食指粉紅色，中指淺藍色，先上完一層，等等乾了在上面還要做造型。

「ㄟ，你是怎樣啦？」葳葳對著路克的指甲搧風。
「我怎樣啦？」路克扣起手指，看看顏色有沒有上的平，有沒有刷痕。路克很討厭有刷子的痕跡。
「超欠扁的，我要不是你的閨密的話，早就給你一對大熊貓眼！」
「我又怎樣啦？」
「你那天兇你媽會不會太過分？」
「啊她就一直逼我喝那中藥，你知道那味道有多噁嗎！就跟她說我不喝中藥，還一直逼我，很煩耶。」
「啊你口氣有需要那麼差嗎？比我的瘋婆還差，真的欠扁。」
路克明明是個二十幾歲的年輕人，身上應該要有肌肉的地方都是鬆垮的。他已經有多久不能自已行動，肌肉才會變這樣？看得到的地方是這樣，那麼看不到的地方呢？他的心理是不是鬆垮的更嚴重？

「青蛙找你，你為什麼都不接？」葳葳打開紅色、黑色的指甲油開始在路克的大拇指上做畫。

「我那有不接，只是剛好沒接到。」

「隨便啦，你知道他超慘的？」

「怎麼會，他ＩＧ上面很精彩，到處去玩，交很多外國朋友，開心地很。」

「你們男生鬧彆扭搞的我好煩，超蠢的，比女生還煩。」

「我哪有！」

「你真的一點都不關心你兄弟！你知道他前幾天跟我聊到要哭，他在那邊打黑工，早上四點就要起床去農場採東西，跟他一起工作的都是台灣人跟中國人還有越南印尼的，他跟誰學英文！我看他可能去那裡學越南話還比較快。」

「打黑工？為什麼？」

「工作難找，他又不會英文，連餐廳的洗碗工都應徵不上，只能去不用說英文的農場或是可以講中文的地方。就像泰國勞工來台灣也是去工地或是工廠那樣啊。」

「IG上他看起來很爽啊。」

「你腦子進水咩？誰的IG不是美美的，我在上面的髮型跟造型都是挑過再挑過，然後有時候還要app再處理過。」葳葳把路克的手轉過去給他看畫好的指甲，「有沒有很可愛？」大拇指上畫了一顆鮮紅的櫻桃。

路克左手拿起手機開搜尋「黑工澳洲」。

葳葳繼續在食指上發揮，榴槤，如何？等等，不行，這指太小了，尖尖的刺很難畫出來，榴槤應該做在大姆指的。換什麼呢？紅毛丹好了。

＊

醫師今天跟阿芳來巡房，跟路克解釋為什麼他最近胸口會痛。如果真的很不舒服的話可以怎麼做，會比較舒服。今天阿芳比較安靜，只說晚點會再過來。

下午葳葳從北投帶了一杯無憂茶給他，烏龍茶加綠茶叫無憂茶。路克喝沒幾口就沒再喝，葳葳說什麼他都沒什麼回應。

葳葳回去時在走廊遇見阿芳，交談了幾句，眼眶紅了。

＊

「青蛙，你剛下班嗎？路克在我旁邊。」

「對啊，我才回到宿舍，累斃了，從早上五點操到現在，比當兵還累，腰痛的。」青蛙身上還穿著農場黃色的制服，衣服被汗水浸濕乾掉後留下白白的痕跡。

葳葳跟青蛙約好要視訊，幾天前就大概讓青蛙知道路克的近況，路克瘦了不少，臉色暗沉，要青蛙視訊的時候不要太意外，還有千萬不要跟路克說要多吃一點這類的話，為了吃這件事，路克已經跟他媽吵翻了。

路克靠坐在家裡的三人座沙發的右邊，葳葳擠在旁邊對鏡頭揮手。

「哇，炭烤青蛙！你防曬油也擦一下吧。」路克說。

「yo! What's up bro? 有這麼黑嗎？」青蛙問路克。

「yo! What's up bro?」

「yo! yo! yo! 你們都沒問葳葳 what's up? 沒禮貌！」葳葳把頭鑽進鏡頭，插了話。

「青蛙你在那邊生活都還可以適應？」路克問。

「老實說剛開始很辛苦，找工作其實不容易，但是我覺得既然來了，就拚看看。做了幾個月的採果，現在速度有比較快，比較不會被工頭罵。之前的農場有很多台灣人，現在這個採葡萄的，有越南、印度的，還可以講一些英文，搞不好以後我會有印度腔，哈哈哈。」

青蛙只有出過一次國，就是跟路克去泰國，也沒條件出國念書，這是他可以出國體驗又賺錢的機會。

「哈哈哈，咖哩青蛙！很適合你，新南向很有機會。」

兄弟開始像以往那樣聊天，電玩、音樂、樂高，還有女生。青蛙說本來覺得外國女生都很正，可是近看都好大隻，隨便個國中生都比他高壯，他覺得台妹還是很讚。兩個聊得可開心，葳葳早已經出鏡頭，在旁邊擦起指甲油。

「你們該收線了，讓青蛙去休息，路克你也是。」葳葳在旁邊下指令。

「是的！教官！咖哩青蛙！你加油！」路克把頭撇向右邊，露出刺青，點了兩下。

青蛙點點頭，右手握拳，捶打胸口兩下，給了個微笑。

*

「路克點點刺青是什麼意思？。」阿長問葳葳。

「喔，就是幹得好。」

「是嗎？可是上面好像是寫 leg 什麼的？」

「啊！那是丹麥文啦！」

「路克跟丹麥有什麼關係？」

「樂高是丹麥文兩個字的縮寫，意思是好好玩，還是很會玩，我有點忘了。反正路克就很愛玩樂高，覺得這兩個字很酷，他覺得很讚的時候就會點那裡。你問他要不要什麼，點那裡就是要。跟你說，男生都很蠢覺得這樣很帥，這兩個加在一起就是這樣，超白癡的。」

「喔，原來是這樣。」

*

「阿長，路克都不好好吃，你看他瘦成那樣，我真的不知道還要做甚麼才能讓他多吃一口？你去跟他說說好不好？他最聽阿長的話了。」米珠姨無微不至地做三餐，換菜色，就是希望兒子能多吃一點多長點肉回來。

其實瘦的人不只是路克，米珠姨原本臉頰豐滿，身形圓滾，但這一年照顧兒子，到處奔走找名醫，跑靈驗的宮廟幫兒子祈福消災解厄，整個人瘦了一大圈。

「你們家路克是個很讓人疼惜的小孩，你看他有那麼多好朋友陪在他身邊，你們在一起就像一家人一樣，完全是因為他是個善良又關心人的孩子。這麼善良的他來自一個有很多愛的家庭，你們給他很多愛讓他懂得去照顧朋友。這麼體貼別人的小孩怎麼會故意不吃，讓自己瘦到這樣？」

「阿長你不知道他鬧脾氣的時候真的很番。」

「我知道啊。」

「他對你們也會嗎？」

「他之前不是說要帶大家去泰國？吵了很久，大家都他跟說那邊的醫療我們沒有辦法掌握，太危險了，但他還很不高興，一直盧阿芳。」

「對，他盧起來就是這樣，真的很壞，都是被我寵壞的。」

「後來我們志工問他為什麼那麼堅持要去泰國玩。剛開始說他很久沒去，想去看朋友什麼的。所以我們就建議用視訊，但他說不要，問到最後，他才鬆口說是想要留下一個美好的回憶給你們。」

聽到這句話，米珠姨一時說不出話，過了一兩分鐘抱著阿長痛哭。路克爸爸在一旁只能默默地掉淚。

「這孩子很聰明，我們是不是一起來幫他？除了好好地陪伴，還要試試讓他不要那麼惶恐。」

*

「你的電腦打開了嗎？」

「等一下啦，我的電腦需要一點時間暖機。」葳葳坐在路克床頭旁，把筆電放在腿上。

「首先，我電腦跟手機還有平板的開機密碼。」

葳葳在筆電裡開了個新的檔案，開始記錄。

「再來，我玩遊戲的帳戶跟密碼。接下來，我的銀行帳戶跟密碼。」

「還有什麼？有沒有什麼付費頻道種的帳號啊？」

路克噗哧笑出來，「那種我沒有啦，笨蛋！誰會付費！免費的就一堆了。」

「笨蛋，我是說 Netflix 那種。Email，你有哪幾個帳號？對，還有 IG 這類的。」

幾個 Email 跟社交軟體帳號也陸續處理完。

「這張超超超機密檔案整理好也傳給我，email和line都要。對了，你去把我那顆硬碟拿來，在書桌上，黑色的。」

葳葳把硬碟接上自己的電腦。「從哪裡開始？」

「把照片的檔案夾打開。」

*

住進安寧病房後，有好幾個晚上路克都不睡，一直撐到天微微亮了才稍微閉眼休息。前幾天，隔壁的阿嬤走了，整個急救過程路克都是清楚的，機器的聲音，醫護人員施做心肺復甦術的聲音，從很多聲音，漸漸地減少，到沒有。

「你晚上都不睡是在幹嘛？」土豆問。

「幹大事！」路克手上拿著一顆外星人頭的積木，準備配給他一雙比雷神索爾還粗壯的腿。最近路克又開始蓋他之前跟青蛙沒蓋完的太空基地。「你們相信有外星人嗎？」

「我超相信的。一定有，怎麼可能沒有！有好幾個節目都在講外星人，我找給你看。」土豆馬上打開手機，把幾個影片傳跟路克。「我跟你說這個節目上面的人有太空博士也有在太空總署跟國防部上班過的人，還有一個影片有真的外星人照片！你一定要看。」

「你覺得我們有可能會變成外星人嗎？」

「當然！我們本來就是外星人。」

路克伸手想要打開一盒靠窗的積木盒，但是手搆不到，明明距離就只差個十公分不到，但身體就是做不到。

「路克，你要哪一個？我小時候是沒有這些玩具，你要不要教我？好像不錯玩。」土豆按照路克指的方向從抽屜裡拿出一把白色的積木。

「當然好！真的很好玩，你要不要一個太空版的菜攤？我的基地也可以蓋個農夫市集，外星人也需要吃飯，上市場。」路克的手也不像以前那麼靈活了，有時抓不好，樂高掉一地。

「什麼！我當外星人還要繼續賣菜？不要啦，我要坐在駕駛艙操控厲害的儀器，穿緊身的制服，我不要再服務那些買菜還要送蔥的客人，半夜還要去大市場批貨。」

*

督導會議

「路克接下來要怎麼照顧？你們有沒有什麼想法？」阿長問。

「他到現在其實還是避免談一切跟死亡有關的事，但是他其實有在做準備。」

「怎麼說？」

「他前幾天找葳葳去幫他紀錄他的帳號跟密碼，還有整理照片。不過，他雖然在準備，但是對於最後要不要放棄無效急救我們還找不到機會可以談。每次想要談就會被他轉掉。」

「土豆，你有什麼想法？」

「阿長，你不是說這就像在跳舞嗎？那我們就用樂高跟他跳舞。」

「樂高？」

「對啊，用樂高的世界跟他說，他可能比較容易接受。佛法對他來說，可能還是很陌生。」

「這個好像可以試試看。」

*

「路克，我知道你很聰明。我看你蓋的樂高都很厲害，你很有想像力。」阿長說。

路克躺在病床上沒什麼回應。不知道是因為沒睡，還是太害怕阿長要跟他說的。

「就跟你玩樂高一樣，我們現在要假設幾個狀況，譬如你的太空梭引擎壞掉，還是太空梭被敵人打到，沒有氧氣，那時候要怎麼做。又好像突然來了一場宇宙級瘋狂暴風雨，雷電交加，不只你的太空艙被摧毀，你的身體心理都被打得落花流水……我們不一定會碰到，但是有準備還是比較好，到時候才不會慌張不知道要怎麼做。」

路克還是沒什麼回應。

阿長試著讓路克知道走到最後一刻，會有些急救的方式出現，譬如插管、壓胸、輸血等等。路克躺在床上都沒有反應。

「路克，我知道，到時候你會做最好的選擇。」

路克張開雙眼，點點刺青，給阿長一個微笑。

阿長說那個微笑很聰慧，很細緻。

＊

醫護人員衝向路克的病床，血壓掉，心跳掉。機器響不停。

醫師問有沒有簽 DNR ？（DNR ——拒絕心肺復甦術或維生醫療）

「沒有！」護士回答。

「準備 CPR ！」

在一旁的護理人員馬上幫醫師準備好工具，就在要執行的時候，米珠姨大喊停下來。

這時路克很虛弱，嘴裡想要說些什麼，但是又說不出來說不清楚，沒有人聽懂。

米珠姨把耳朵貼近路克：「我兒子說不要CPR！」

路克，走了。

躺在床上的路克還是帥帥的。臉部是放鬆的，沒有被電擊過痛苦的樣子。沒有被輸血到整個人腫脹到衣服爆開。

米珠姨很感謝路克到最後一刻讓她知道要怎麼做。

他兒子要帥帥的。不要被壓胸壓到斷肋骨，不要被輸血到整個人變形，不要被電擊。

*

「阿姨，這顆硬碟是之前路克交代要給你們的。」路克走了幾周後，葳葳去米珠姨的檳榔攤。

「裡面是什麼？」

「路克滿滿的愛。」

這顆硬碟是路克的數位資產，他跟媽媽爸爸說的話全都錄成影片在這裡。他喜歡的照片，帥氣的照片在這裡，他喜歡聽的歌單也在這裡。好幾TB容量的愛。

米珠姨的臉頰出現兩道淚水的同時天空也出現了兩道彩虹。是路克給的sign嗎？告訴我們他正搭乘他的太空梭前往另一個星球嗎？

「阿姨，路克好像抵達他的星球了，我覺得他很自由。雖然不知道他的星球在哪裡，但是我知道他在看著你們，他真的很愛你們。」

葳葳對著彩虹，點了點自己的左鎖骨。

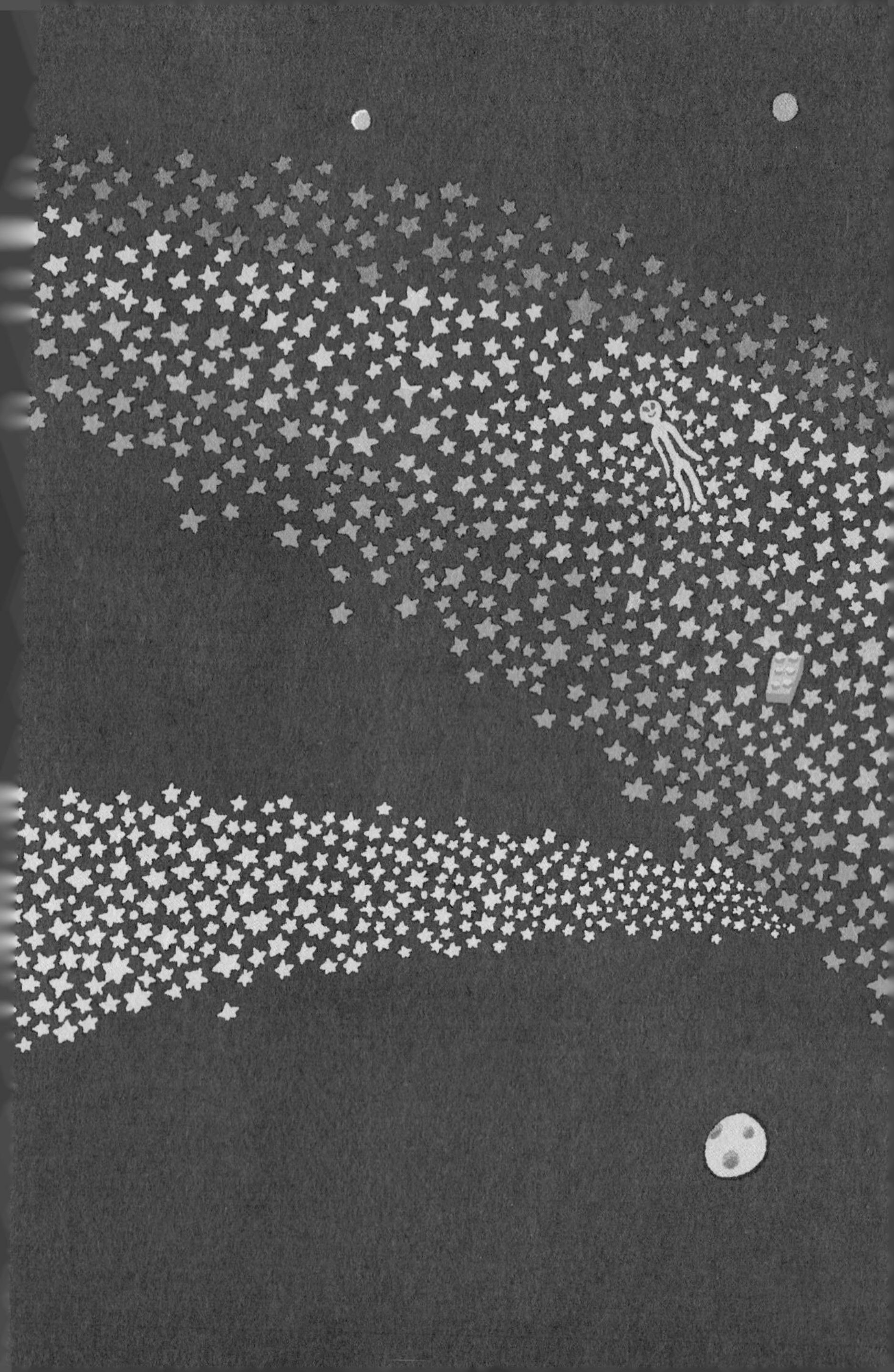

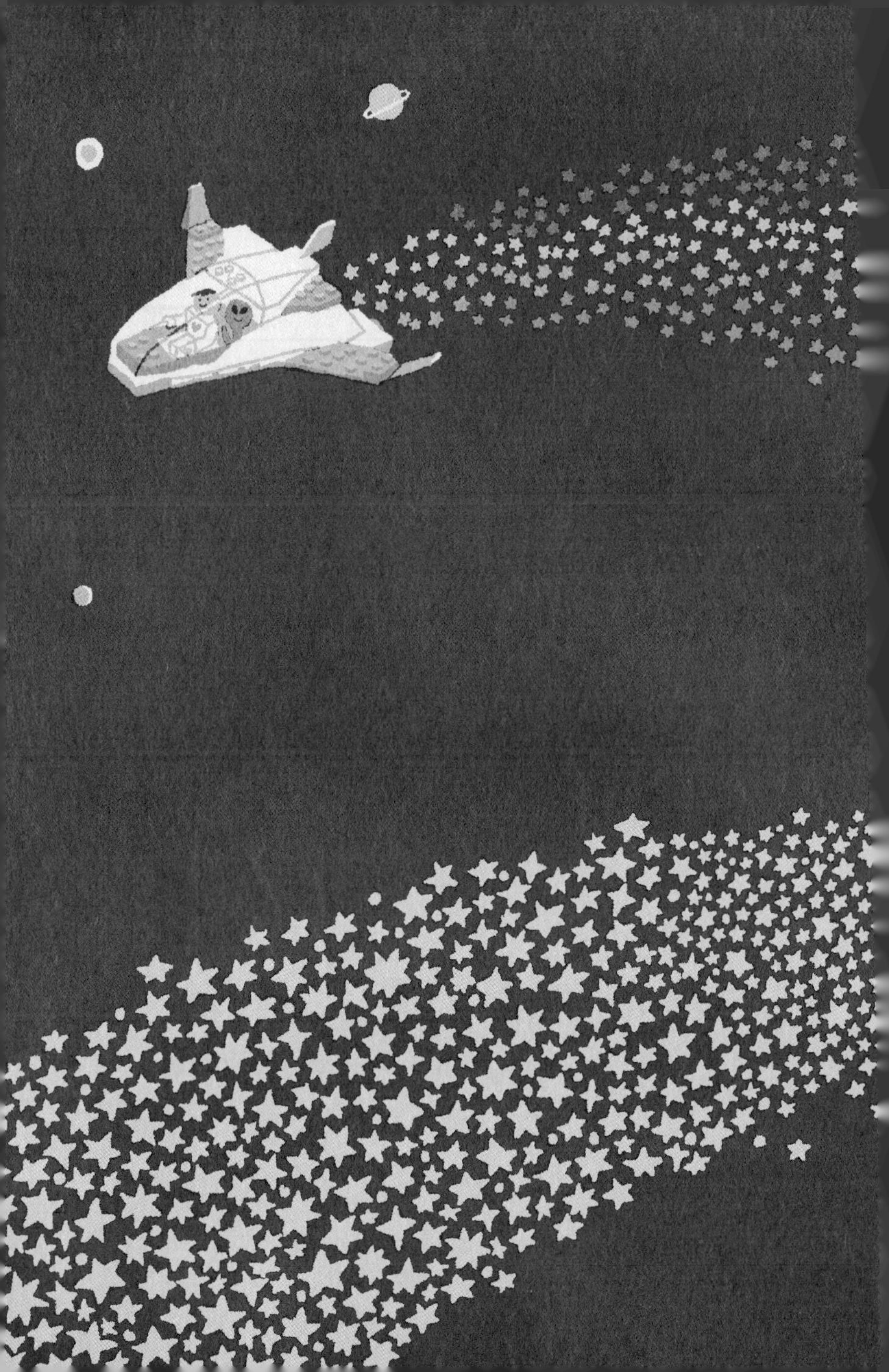

◆師父的話◆

當病情已無法逆轉，最後階段要不要急救，一直是末期照顧團隊會與病人、家屬慎重討論的議題。

罹患骨癌的年輕路克，酷愛LEGO，他建立自己星球運轉系統，有兩個死黨好友。樂觀開朗的路克甚至還計畫與好友未來要開手搖飲，但卻不願計劃自己最後一段路該如何走。

路克知道病情？有準備嗎？其實是有的，他只是避談。

避談會付出沉重的代價、包括孤單面對從來不曾學習過的死亡事件、經歷徒增痛苦的急救與無效醫療、錯過與最親近家人可能的互動，造成永遠無法彌補的遺憾。

一項對100個晚期癌症病人的研究調查顯示：死前一週，有56％的病人是清醒的，44％嗜睡，但沒有一個處於無法交流的昏迷狀態；進入死前最後6小時，清醒者僅佔8％，42％處於嗜睡狀態，一般人昏迷。

病人能夠清醒交流的時間很寶貴，不要等到最後措手不及，更不要用無效醫療打擾他的臨終歷程。

誠如文獻所說：瀕死之人看似與外界活動減少，其實他內心的活動很活躍！那時候，他已從病痛中解脫出來，天很藍、風很輕、樹很綠、花很艷，鳥在鳴，水在流，就像藝術、宗教中描述的境界。這時，哪怕給病人輸注一點點葡萄糖，都會抵消那種異常的欣快感，都會在他美麗的歸途上，橫出刀槍棍棒。

照顧者與病人、家屬關係夠的時候，真的要給病人、家屬有機會討論，完成四道，來得及留下好幾ＴＢ的愛，然後放手，幫助病人找到屬於自己的星球。

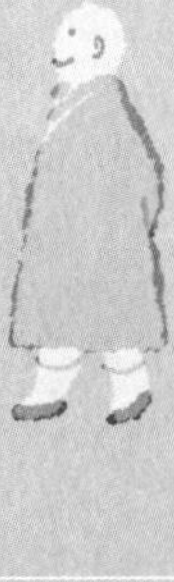

我不要再假裝了

「不要對我精神喊話！」「不要叫我積極面對！」「不要叫我正面思考！」寶姨坐在床頭，近乎歇斯底里。

寶姨的床被安置在一樓客廳的茶几後面，一進這個家門一眼就可以看見這張病床。

「好！」

「不要叫我好起來！」

「好！」

「不要跟我說要加油！不要跟我說我一定可以！」

「好，不要！」

「不要再說我要修！」

「好！不說！」

「不要叫我堅強勇敢！不要叫我再努力！」

「好！不要！」

「我不要有人一直來下指導棋，教我要怎樣又怎樣才能得道！」

「好！不要指導！」

「我不要有人來說要渡我！」

「好！」

「我不要再有人來恐嚇我不怎樣的話會怎樣！」
「好！沒有恐嚇！」
「我不要有人跟我說我這樣去不了天堂！他們憑什麼！」寶姨的肩膀跟著呼吸上上下下，非常喘。
「漂亮！把它通通說出來！」土豆轉身伸手抽了一張面紙遞給寶姨：「終於聽到你說話了。」
寶姨吐出一口長長的氣，「你們知道我在說什麼嗎？」
「理解！」
「真的理解嗎？」
「你不要做直銷來跟你傳教，也不想將來升級到他們俱樂部的鑽石級會員！」

「我不會好起來！你們知道嗎？」

「知道。」

「你們知道我不會好還來做什麼？」

「陪伴，支持你。」

寶姨看了學長一下，「你們沒有來要我做什麼？叫我信教，吃齋唸佛？」

「你想要吃齋唸佛嗎？如果這樣可以讓你的心得到平靜也很好，如果不想的話也很好。」學長非常緩慢的回答，並沒有受到寶姨情緒的影響。

「你們不是來傳教？」

「傳教？我們不懂得傳教。我信基督教，土豆好像也沒有特別的信仰。」

「那你們可以做什麼？」

「把耳朵打開來。」

「來聽我說話？就這樣嗎？」

「對啊，陪你說說話。」

「就這樣而已，你們沒有要我做什麼？」

「沒有。」

「一天到晚喊話就有用嗎？」

「拜託！如果精神喊話有用的話我早就有六塊肌跟馬甲線了！健身教練喊到聲帶長繭，我的肚子還是堅持要團結在一塊。」土豆砰砰砰拍自己的肚皮。

＊

寶哥站在大門後，「謝謝師姐們來看阿寶，你們在院子等一下，她才剛睡醒。」

一進大門的右手邊有條水泥砌成的L型花台，上面種了椰子樹、棕櫚樹、鳳尾竹、山茶花、檳榔樹、鐵樹。有幾棵樹長到二樓，蓬勃發展的根莖從花台的水泥牆中竄出。

「我們這裡風水很好，植物都長得很好。」寶哥一個個介紹花台上的植物，然後把右手比在膝蓋附近說：「你們看看這株竹子，我是從盆栽大概才這樣大的時候移植過來的，現在竟然長得這麼高了。」一說完，寶哥向屋內探了探頭後示意大家可以進門了。

客廳右邊牆上掛著一塊白板上面寫著：「八點早餐、九點藥、十點半果汁、十二點午餐跟藥、三點按摩、五點、七點、九點。」

「阿寶，師姐們來看你。」寶哥走到床頭。

「謝謝你們。」寶姨躺在床上說。

「三十年前這裡還沒有幾棟房子，只有我們這棟跟巷口早餐店那幾棟，旁邊通通都是田跟空地，現在全部蓋得滿滿的。」寶哥說。

「是嗎，現在這裡好熱鬧。寶姨你上次說手腳感覺比較僵硬，我今天帶了一罐精油來，幫你按按手腳好不好？」學長說。

「你們知道我們上面那一戶最近成交賣了多少錢嗎？才幾年就漲成這樣。」寶哥說。

「是啊，房價漲得不像話。」學長低下頭跟寶姨說：「我先幫你按按腳，好不好？這罐精油是阿長特地交代要帶給你的，你如果喜歡的話，平常也可以請看護幫你按，我下次再多帶些給你。」

「你們有沒有聽過吸引力法則？」寶哥站在床頭，手指頭一個個輪流敲床頭的木板，像彈鋼琴那樣，敲打的波浪不停地從床頭一路傳到床尾。

「你們知道正面思考的力量嗎？這個非常有道理，人一定要有正面的信念，堅定的目標。堅持跟堅忍，才能度過難關，就像上戰場一樣，你一定要有信心會打敗敵人，敵人看到你有這個氣勢也不敢輕敵。」寶哥繼續說。

「寶姨，你剛才有想要說什麼嗎？」學長問。

「沒有。」說完，寶姨嘆了一口氣，把眼睛閉上。

「我看今天阿寶比較累。」寶哥說。

*

「師父！你跟寶姨的先生聊過了嗎？」

「有。」德嘉師父回。

「然後呢？」學長問。

「喔他對我講很多他的佛法。」

「是他跟你請教佛法？」

「不是，他在跟我說佛法是什麼，他給我上了一個多鐘頭的課。」

「他給你上課？」

「但是他對佛法的認識跟我們有很大的差別。」

「了解。」

「病人在家裡應該也是常常聽吧。」

「她在家裡好像不太能說話。」

「我想也是。她很需要有人聽她說話，同理她。她其實有很多自己的想法，只是一直被壓抑，身邊好像沒有人可以支持她。」

「我們跟她有個群組，她偶爾會主動找我們。」

「這樣很好，她很需要被理解，被聽到。尤其這個階段，她的身體有很大的變化。」

「我們還可以做些什麼？」

「持續去陪伴她。」

「就這樣嗎？」

「她現在有很多的恐懼跟疑惑，但是一直被壓抑著。好的是她開始在思考自己會死的這件事，她並沒有逃避，她已經開始在準備。」

「接下來我們要怎麼照顧她？」

「她主動想要知道多一點時候，就跟她談，她會想要知道這個過程會發生什麼事。」師父說。

「那她先生這邊要怎麼辦？」

「我會繼續跟她先生溝通，必要的時候我也會請宗惇師父或是道濟師父一起。」

「師父，我覺得還是你去比較好。」土豆插嘴。

「為什麼？」德嘉師父問。

「因為宗惇師父跟道濟師父都很溫柔，你比較不一樣。」

「你你你！繼續學習！」

「是！好好學習！上週的訪視報告我有交！學長還有先幫我看過喔，我可是寫了兩三天才搞定說。」

*

「你要什麼？」學長問寶姨。

「我想要放聲大哭！不用顧忌別人！」

「感到悲傷的時候就哭吧，不要刻意壓抑，情緒來的時候就讓它來。還有呢？」

「我不要再假裝我不難過！」

「這樣表裡不一，好累喔！」

「我的心好累好累，我真的沒有辦法再假裝我很堅強、樂觀。」

「嗯，大家都希望看到你有很強的求生意志。」

「他們都不知道我有多辛苦！我難道沒有權力可以悲觀嗎？」

「嗯。」

「他們要我努力到底是為了誰？為了我還是為了他自己？」

「嗯。」

「一直要求我要努力，他們自己努力什麼？」

「你希望他們怎麼做？」

「跟我說實話！不要對我開示講一堆大道理，我要他們一起跟我面對現實，現實就是我的狀況不會好！」

「嗯。」

「我已經這麼配合了，但是還是沒有好，為什麼他們還不接受？為什麼他們還覺得是因為我不夠誠心！說我不夠努力！」

「你對病情清楚嗎？」

「有誰會把床放在客廳？而且是這種醫院才有的床，我怎麼會不知道！」

「嗯。」

「幾個月前我還可以自己來，現在大小事都需要人幫忙，我會不知道嗎？」

「嗯，那醫生有讓你清楚了解嗎？」

「我先生不在的時候才可以問比較多。」

「你有試過跟先生好好聊過嗎？」

「我試著跟他聊安寧，你們知道他怎麼說嗎？」

「他怎麼說？」

「他居然說我都沒有顧及親戚朋友會怎麼說他！那我呢？」

「大多數的人對安寧還是有很多誤解。」

「你們知道他以前是職業軍人，我們都是他管的小兵，家裡跟軍營一樣，只能聽他發號的命令，怎麼敢違背他。」

「啊軍人，相當有威嚴吧。」

「我女兒大學的時候一天跟國中同學聚會，晚個半鐘頭回來，那時候還沒有手機，我先生整個火都上來，小孩一進門什麼都還沒說就先被她爸搧了一巴掌。」

「真的賞巴掌？這在韓劇裡才會出現！」

「一巴掌下去我女兒馬上跪在地上而且還不敢哭出聲，這樣你們就知道他是怎樣的人吧。」

「哎呀，好心疼。」

「我很清楚我先生的個性，如果那時候我去幫女兒的話，她只會被打得更慘。」

士官長走進來，「阿寶今天精神不錯喔，對，就是要這樣！你要努力好起來給師姐們看！」

*

「我會下地獄嗎？」寶姨問。

「蛤？你是殺人放火？搶過銀行？」

「是不是如果沒有認真修行求道，就上不了天堂，是不是就會下地獄？」

「你覺得呢？這兩個地方我們都沒去過，不能確定。」

「我都沒有認真的吃齋唸經，沒有認真修行求道，這樣是不是會下地獄？」

「我也不知道怎麼樣才是，但是我見過每天吃齋念佛的人，也常捐香油錢，可是他會把發霉的枸杞拿去洗一洗，曬曬，再拿去市場賣；我也見過義大利神父在聖誕節的時候跟大家一起吃飯喝酒。」

「神父喝酒？」

「對啊！你覺得這個神父會去地獄嗎？」

「他是好神父嗎？」

「你覺得什麼是好神父呢？」

「會幫人的就是好的吧。」

「我們一般人可能都不到殺人放火的程度，但是這一生肯定有犯過錯，傷害到別人，你覺得呢？」

「誰沒有，一定有。」

「或許我們可以想想我們曾經做錯過哪些事，有哪些人我們要跟他們說聲對不起，請求他們原諒。」

「像天主教懺悔那樣嗎？」

「對，懺悔。」

「那你們會跟誰懺悔？」

「我的話，那可就多了，我可是幹過很多很匪類的事。現在從良，我也算是一種更生人。」土豆先說。

「像是什麼？」

「我以前在學校很壞，欺負同學就算了，還會帶頭造反。」

「怎麼造反？」

「帶頭霸凌老師。」

「學生霸凌老師？你真的有夠壞。」

「以前我們班導師每天罵我們是白癡智障低能弱智，被罵久了還真會懷疑自己。她打我們也很猛，考試差幾分就要打幾下，火一上來就打的越起勁，好像把打我們當作有氧運動。隨手抓到什麼東西就開始打，打到手掌心腫的跟麵團那樣，還會流血。」

「以前那個年代家長都會希望老師打學生，看自己小孩的成績會不會好一點。那你怎麼霸凌老師？」

「有天我就跟班上幾個同學說好大家考卷隨便填，是非題全部選叉，選擇題全部選一。後來被她發現，她就卯起來打我們，打到叫救護車。」

「救護車？你們被打到要送醫院？」

「不是我們，是她被送醫院。」

「老師被送去醫院？」

「她打我們打到手脫臼。她太用力揮棍，然後右肩突然就掉下來了。」

「打學生打到自己脫臼！會不會太誇張了。」

「啊，我想起來這個老師也呼過我巴掌，是我忘了帶課本還是穿錯制服，一巴掌就這樣過來，我眼睛都花了。總之，被呼巴掌感覺很羞辱。巴掌在臉上會腫起來一大塊，要怎麼遮。」

寶姨聽完之後雙眼緊閉，眉頭往中間一縮，深深地吐了一口氣：「我有點擔心我女兒」。

「她怎麼了？」

「她這幾次回來不太對勁。」

「她跟男朋友一起住是不是？」

「嗯。」

「她怎麼讓你覺得不太對？」

「我發現她最近越來越瘦，而且精神不好。」

「她在減肥嗎？你有問她嗎？」

「她說我想太多了。她之前回來都還會跟我聊一些工作生活上有的沒有的，最近她的話很少，上次回來大熱天還穿個長袖，我問她的時候她馬上就把話題轉掉。」

「嗯，的確有一點怪。」

「我很怕她被欺負了不敢說。」

「你覺得有可能是什麼原因？」

「男女朋友相處難免會吵架，可是她男朋友很強勢，吵架一定要吵到贏的那種。」

「個性聽起來也是很剛硬。」

「這都是我害的，她以前被爸爸打的時候我都會跟她說是因為她做錯了，所以她才會被打，她如果乖的話就不會被打。」

「你那時候應該也不知道要怎麼做吧。以前那個年代總是被長輩教育凡事要順從，以和為貴。」

「我是不是讓她覺得被打是因為她不對？我是不是很糟糕的媽媽？我太清楚男人失控時的樣子了……妹妹小時候其實看過。」

「唉呦，先生對你動手過？」

「她一定很恨我對不對？我做了很糟很糟的示範。」

「很掛心她吧，她下次什麼時候回來？」

「我沒有保護好我的小孩，我那時候沒有保護她。我是媽媽應該要保護我的小孩……」

「找她來聊聊吧，我們也有志工是心理諮商師。」

「可以約在大悲學苑嗎？不要找我先生。」

*

「我生病是因為業障嗎？」

「你覺得呢？」

「他們說這是我的業報，說我前世曾經做過很壞的事！我究竟是做過哪些天理不饒的事所以要承受這些折磨？」

「業障這東西很難確定到底是怎麼運作的，又不是有個真正在執行這項業務的單位可以打通電話去客服詢問。」

「跟我講道的人都說一定是我前世造的業。」

「這件事的麻煩是它不能被拿來做實驗證明。」

「實驗？」

「又不是我們可以有機會看到一個殺人犯投胎轉世，然後看他下一世的遭遇。」

「所以你們還是沒有回答我的疑問。」

「信仰。你相信的是什麼就是什麼。」

「佛教到底怎麼說？」

「有種說法說業障是阻礙你學習佛法的障礙，譬如你所聽聞到的並不是正信的佛法，讓你產生誤解。」

「所以我生病跟業障沒有關係？」

「佛教講因、緣、果，就好像你以前欠人家，現在用身體去還，也等於是在消業障。」

「唉，這樣說還是跟我前世造的孽有關。」

「但是又有一種說法是這輩子受苦受難是你曾經發的願。」

「哪個傻子會發這種願？」

「耶穌跟釋迦摩尼佛都是。」

「所以祂們是偉大的神佛，我又是什麼，這不能比。」

「祂們來世間示範給眾生看當遇到苦難的時候可以怎麼做，教導我們什麼是慈悲，不是用講的而已。宗教的目的不是這樣嗎？祂們一生可沒好過過。」

「嗯，好高的目標。」

「的確是不容易，所以是我們的修行。回過來說，有誰可以百分之百的跟你確定生病是業障還是你曾經發過的願。」

「他們都說得很斬釘截鐵。」

「宗教講的是慈悲。你如果把從祂們那裏所學的運用到自己的生命裡，那你是不是更貼近祂們，更慈悲。」

「我可能嗎？」

「你願意的話當然可以。」

「真的嗎？」

「你沒有逃避，這是很難得的。」

「這一局怎麼逃得掉，大家遲早都要面對。」

「非常有智慧。這一局我們會陪你一起打完，你有沒有看奧運，上場的選手後面都有一個團隊，教練、防護員、心理諮商師那些，我們就像那樣。」

「真的嗎，你們要陪我打到最後一局！」

「一定會！」

*

「預立醫囑要怎麼做？」寶姨問。

「要先跟醫院預約，你要找兩個見證人跟二親等一起去，你怎麼突然會問？」

「你們都做了嗎？」

「學苑之前有請聯合醫院的醫生來幫大家做諮商跟簽署。」

「你們都簽了嗎？你們怎麼選擇？」

「我們每個人選得都不一樣，基本上就是盡量不要無效的醫療。」

*

「我覺得我需要做這件事。」

「寶姨怎麼突然想到？」

「我要趁現在還可以的時候做，我不想到時候身上一堆管子，活不起來又走不掉，這個太恐怖了。」

「自己替自己做決定是最好的，到時候家人就不用糾結要怎麼做才對，幫別人做決定生死是很大的心理負擔。」

「時間到的時候不要再增加我任何的痛苦，讓我盡量舒服就好了。」

「有跟先生聊過嗎？」

「我上週跌倒被送去急診，看到隔壁的阿伯被救了一整天，很恐怖，我不要這樣。」

「發生什麼事？」

「你們知道急救的時候因為要搶救，壓到最後肋骨會斷嗎！我完全不知道會這樣，醫生跟護士說話的時候被我聽到，阿伯的肋骨被壓斷了好幾根！」

「急救的時候的確會發生。」

「你們知道一直輸血到最後人會腫的很厲害？」

「嗯，有可能整個人都會變形。」

「你們知道一直壓一直輸血最後還是沒用？醫生他們都知道這樣一直壓一直輸血最後可能還是沒用？」

「醫護人員當然知道。」

「為什麼病人都不知道，家屬也不知道！」

「因為大家都不想知道，大家都期待奇蹟會出現。」

這就是為什麼宗惇師父要成立大悲學苑。每個人都渴望「善終」，但沒有人能面對死亡而不恐懼，大悲希望在這趟往生的旅程上，每個人的身體心理，最重要的是**靈性的需求，能得到妥善的照顧**。

「那個阿伯最後真的好慘，肋骨斷了好幾根，已經都要走了還被整成這樣，是不是很冤枉。」

「病人沒有先交代，家人也很難為，那一刻要家人放手實在也很困難。」

「我覺得好諷刺，那一刻我覺得醫生並不是在救人，只是讓病人更痛苦。」

「醫生就是要救人的，沒有預立醫囑醫生只能聽從家屬的決定，要不然他們會有法律上的責任。」

「醫療有極限，過了就是傷害，都要死了，不必要再增加痛苦。」

「你講得沒錯，到了一個點就是無效的醫療，病人走得很痛苦，家屬最後看到也會很難受。」

「我不要這樣。」

「你可以不用這樣，選擇你要的，決定你自己的人生大事。」

「對，人生大事。婚可以結好多次，死只有一次。」寶姨輕輕閉上眼，嘆了氣。

「是的，死只有一次機會。」

*

「走了之後會怎樣？會去哪？」

「還沒去過考察，不知道耶。」土豆回。

「你什麼都不知道。」

「大家的答案都不一樣。有人說人走了之後就走了，一切就此結束。」

「之後什麼都沒有？沒有天堂也沒有地獄？」

「我覺得這樣也很好，只有這一生，這輩子該做的或是想做的就去做。只有一次機會，好好把握，這樣也蠻好的。」

「還有別的說法嗎？」

「義大利人說他們走了之後就都是天使，已經走了的家人跟朋友通通都是他們的天使。圍繞在上帝身邊的天使！」

聽起來好溫馨，變成天使一點都不可怕，但是為什麼我們這麼害怕死亡？很多教堂旁邊就是墓園，他們也不會覺得怪怪的，還是一樣去做禮拜。結婚也在教堂，教堂底下還擺一堆石棺。

「你知道埃及最出名的是什麼？」

「金字塔。」

「金字塔裡面放什麼？」

「木乃伊。」

「木乃伊裡面是什麼？」

「死去的人。」

「那是不是很奇怪？我們好像不怕外國的。大家還是很愛去金字塔。」

「我們的好像比較恐怖，比較陰。」

「外國的為什麼不會陰？」

「嗯這個嘛，還是因為他們都復活了，得到來生，有圓滿。」

「講到來生，你知道往生的意思？」

「唉呦這個還要問，就是翹辮子，去蘇州賣鴨蛋，誰不知道。」寶姨說。

「往的意思是去，生的意思是什麼？」

「生命？」

「佛教講輪迴，死亡之後不是什麼都沒有，死亡只是這一段的結束，即將開啟另一段，進入下一世。」

「所以我不會什麼都沒有了？」

「在佛教裡說不會都沒有，我們都會繼續。」

「那我之後會去哪裡？」

土豆想起上課的時候師父說過，為了解決生命的痛苦，尋找安心之道，透過幫助別人歷練自己，甚至從他人的生命終點回頭看自己的心理狀態。那麼，其實是寶姨在幫自己，回來看自己。

*

「我之後的事要怎麼做才比較好？」

「啊你在想這個。」

「我整天躺在這裡時間很多當然會想很多。很好笑喔，我看現在我身體的狀況真的時間應該也剩下不多。」寶姨伸出手，手指頭一個個折進手掌心。

「交代清楚很好，省得家屬之後還要擲杯問你的意見，而且只能問是非題。」

「哈哈哈，對，只能問是非題。可是他們都不准我說，說這樣觸霉頭。」

「大家都很避諱談跟死亡有關的事。」

「都不說的話我就不會死嗎，大家都在逃避。」

「我們的社會很忌諱這件事。」

「我現在躺在這裡真的覺得這觀念要被改變。」

「同意，你想要怎麼做？」

「我不知道所以才問你們。」

「看個人喜好，跟辦活動一樣，孝女白琴、西索米樂隊、電子花車，可以找人來熱舞還是表演特技，搞得很熱鬧。」

「唉呦，這個不合我，怪怪的。」

「這種不合你的胃口，我看看還有什麼。啊，變鑽石！」

「變鑽石？」

「你有沒有聽過可以把骨灰做成鑽石！」

「鑽石！這個不錯。我這一生從沒有戴過什麼幾克拉的珠寶，死了之後居然可以變成鑽石，還可以永流傳。這個提議可以保留。」

「寶姨有什麼想法？」

「人家說入土為安，但是你知道要入土是有多貴嗎！」

「比陽宅貴很多很多。」

「對不對！早知道就移民去美國了，那裡的地皮這麼大又便宜，可是走了之後還要講英文，還是算了。」

「樹葬？也是入土。」

「會看風水還是方向嗎？」

「好像不會，那海葬呢？」

「我不會游泳。」

「天葬？」

「西藏的天葬？老鷹來處理的那種？」

「等等，台灣不可以做這個，這個會犯法。」

「這個不好，還有呢？」

「看你信仰是什麼，讓你心安，那就是好的。」

「最近新聞有個黑道大哥被開槍，出山的時候排場很大，一大堆政商名流跟小弟，一台接一台的高級轎車，所有一定都是用最貴最好的。可是這代表什麼？」

「代表葬儀社的老闆應該很開心。」

「這樣做就可以消除一切他所做過的壞事嗎？」

「好問題，你覺得呢？」

「這是不是講不通？一顆十萬塊的骨灰罈跟一顆一萬塊的有什麼差？」

「住得比較舒適？」

「是會得到比較多的福報嗎？」

「寶姨，你在意什麼？」

「這件事可不可以不要搞得很恐怖？」

「什麼讓你覺得很恐怖？」

「整個儀式一定要這樣嗎？這麼多禁忌是真的嗎？」

「看你的信仰。」

「你們一定有聽過如果沒有怎樣做的話就會怎樣，對走的人不好或是對家族不好等等的。到底是真的嗎？」

「有啊。」

「可是真的是這樣嗎？」

「我懂你說的。我阿嬤走的時候燒了好多好多紙錢，我就在想幹嘛不直接燒給阿嬤一張無限卡還是一間銀行，阿嬤還可以發卡給自己。還有她在那裏有錢但是要去哪裡瞎拚，那是不是應該也要燒幾家百貨公司還有她常去的菜市場給她？還有她喜歡的小吃攤跟餐廳？還有她的理髮店，她只會這家洗頭吹頭髮。」

「是不是有點怪，為什麼老外的墓都是排排站，為什麼他們不用看方位跟時程？」

「好問題。日本的好像也是排排站。」

「一定要這樣做才是對的嗎？」

「不過你有沒有想過佛祖走的時候怎麼做？」

「祂不需要這些吧。」

「那我們需要嗎？」

＊

督導會談

「師父，這個個案需要你們出馬！這個很需要大砲！」學長跟師父們求救。

德嘉師父問：「為什麼？」

「可以很直接說嗎？」學長說。

「對啊，就直接說啊。」

「感覺好像被壓在水底下，我們只是去短暫的訪視就有這樣的感覺。師父，寶姨其實自己已經在做準備了，她是接受死亡即將來臨，可是先生現在是個阻礙，因為剩下時間應該不多了，所以想請你幫忙。」學長說。

「那你們覺得為什麼先生要你們跟寶姨閉嘴？」

「他還不想要面對。」

「很好的觀察。是，先生還不願意正視死亡。他這樣做也是可以被理解的，他還不想接受跟著他一輩子的太太將不久人世。」

「這個我們知道，但是現在寶姨的狀況已經越來越不好，她說話的能力開始變差了。如果讓寶哥繼續這樣拖下去的話，寶姨積累的憤怒會愈來愈多，無法平靜。」

「我知道了。我下周跟你們一起去看寶姨。我負責寶哥，你們就陪寶姨。」德嘉師父回。

*

寶哥花了半個鐘頭介紹每一盆植物跟這附近的地理故事，好像今天的訪視是來看盆栽，刻意地避免談到寶姨的現況。

「院子的植物真的很漂亮，只是可惜，寶姨都沒有辦法出來欣賞。」

寶哥沒有說話，拿著剪刀幫植物修修剪剪。

「寶哥，我們可以在這裡繼續欣賞你的院子，可是這不是我們今天來的目的。」

寶哥還是沒有說話。

「醫生應該跟你說了，看起來可能是這幾個禮拜的事情了。病人通常自己會知道，所以你如果還有什麼想說的，要趕快，趁她還有能力接受的時候。這一刻過了，就沒了。」

寶哥還是沒有說話，放下手上的園藝剪刀。走到一張涼椅坐下來，看著漸漸西下的太陽。

「我希望你可以把握這段時間，我相信你會做最好的決定。你跟寶姨既然有這個難得的緣分，就好好地祝福她吧。愛，是最有力量的，我知道你是很愛她的。接下來你要記得，所有你說的話跟做的事都是從愛出發。」

*

「師父！師父！你做了什麼事？」

「什麼？我做了什麼？」德嘉師父一頭霧水。

「你是會做法嗎？這招你沒有教我們。」土豆問。

「你在講什麼啦？我會做法的話，第一個一定先抓你來試驗。」

跟德嘉師父談過後沒多久，寶哥同意讓安寧團隊進來照顧寶姨。寶哥不再期待醫療可以延長太太的生命。

＊

「你可不可以不要再罵了！你的情緒決定我們一家人今天是活在人間還是地獄！」這是寶姨幾十年來第一次這麼勇敢地，直白地把心裡的話吐出來。

家裡的幫傭洗衣服的時候忘記把顏色分開，寶哥新買的藍色棉T在洗衣機裡把顏色滾到其他件衣服上，一如往常，寶哥整個情緒失控，開始大罵，像在軍隊裡教訓小兵那樣。

以前家裡還沒有請幫傭的時候，家人是他情緒發洩的對象，現在倒楣的大多是幫傭。

第一次被寶姨這麼嚴厲地指責，寶哥驚嚇地不知道怎麼回應，因為他從來沒有看過這一面向的太太，太太居然用地獄來形容。可能是個性或是軍中的文化，寶哥從來沒有想過他的話會這樣傷人，原來語言是有重量的。

「我每一天都好像踏在一片薄冰上，不知道什麼時候我會做錯事還是說錯話讓你情緒爆發！你知不知道我們每一天都生活在恐懼裡！」

以前的寶哥怎麼可能不回話，可是他現在只有聽。腦子裡一邊轉，原來他帶給他們這麼多負面影響。寶哥學著接受，他願意接受寶姨指控他曾經的不是，他願意回去看自己，他願意去同理太太的感受。

看到寶哥愧疚的樣子，寶姨的氣也消了，但是又有點覺得自己是不是把話說太重了。

「你不是所有都不好，只是脾氣很不好。我並沒有後悔嫁給你，因為你很正直也很顧家。以後女兒只能靠你照顧了，不要忘了她是我、們、兩、個、的、寶、貝。」寶姨很虛弱，但還是用盡力氣一個字一個字說出心裡的話。

寶哥溫柔地握著寶姨的手，點點頭。

*

兩天後寶姨，走了。

好像把心裡應該說出來的話都說出來了，該交代的也做了。一切都輕鬆了，可以安心了。

一點也不戲劇化，寶哥跟女兒陪在床邊，一邊輕聲念佛，一邊看著寶姨的呼吸慢下來，身體漸漸靜下來，直到一切都停止。

寶哥站起來，順了順寶姨的頭髮，再次握握她的手，輕輕地親吻額頭。

「謝謝！謝謝！謝謝！」

最後一刻，寶姨很開心，因為她真的聽到了，感受到了。

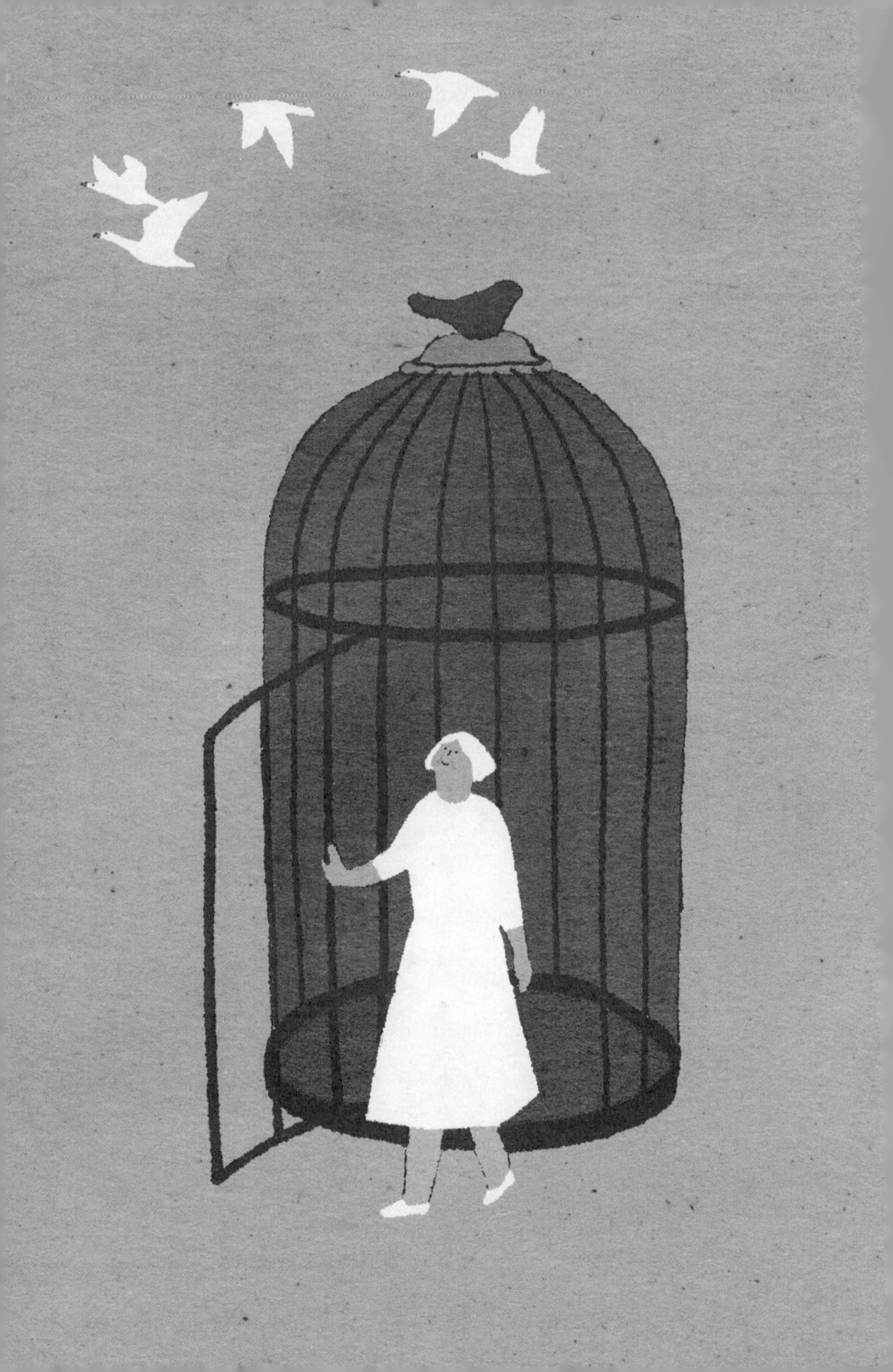

◆師父的話◆

臨床上類似寶姨的案例並不少見：一輩子以先生（有的病人是兒子或某個重要他人）為天、為尊，壓抑自我，以對方的快樂為快樂。到了臨終階段性情大翻轉，不再順從，脾氣暴躁，甚至罵三字經，把先生/兒子趕出門。

寶哥對寶姨其實也是好的，只是因為一直以來家庭的互動方式，寶哥自己認為好的，就是對寶姨好，忘了去覺察：這是我的需要，還是病人的需要？

寶姨心裡其實有很多話想說，結婚以來一味說教、軍事管理的家庭互動模式，讓他長期壓抑，心裡有話哽在喉嚨、堵在胸口說不出來，病情更嚴重以後就情緒失控、關係衝突。

能解結的方法唯有接納、傾聽與同理。土豆用傾聽同理幫助寶姨疏通情緒，鼓勵他說出真正的想法，不說教、不勸告，更靠近病人的心，最後寶姨終能說出自己的擔心、困惑、疑慮，甚至最後為自己預立醫療決定。

「現實是我的狀況不會好了」，到了臨終寶姨才敢做自己，不再假裝堅強。慶幸的是，還算來得及；可惜的是，為什麼要到最後？

生命是一份寶貴的禮物，懂得愛自己，才會更懂得如何為他人帶來快樂。

最後，還是要讚嘆一下寶哥對寶姨一輩子的愛，以及最後願意放手、和解，成全病人的幸福。

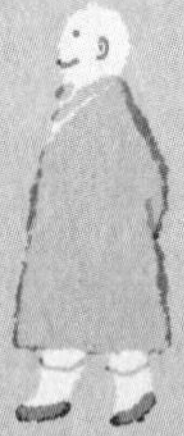

我的命怎麼這麼苦

「不知道我媳婦在做什麼大事業，我多久前就跟她交代今天要拜公媽，她居然給我買葡萄蓮霧來！實在很 warui ！」客廳茶几上擺著幾袋水果。

「warui 是什麼意思？」

「warui 就是很不好啦。伊就是 warui ！拜公媽怎麼可以拜葡萄蓮霧！」阿桃阿嬤瞪著一袋袋的水果。投向水果上的目光跟用放大鏡借太陽聚焦照射那樣，不用幾秒就可以把塑膠袋燒出一個洞，把桌上這些被嫌棄的水果都燒毀。

印尼幫傭阿比剛才下樓從大嫂手上接過這幾袋，大嫂說待會有事，就不上樓了。臨走前又從拖車拿了一包給阿比，跟阿比說：「這袋阿比的。」給阿比的那袋是大嫂特地去印尼越南人開的雜貨店買的一箱泡麵、甜醬油、辣到頭皮發麻的辣椒醬跟幾包阿比喜歡的零食，魚餅、蝦餅、天貝脆餅。阿比很省，放假出去只會買一包大概十幾塊的泡麵，她喜歡的家鄉味都捨不得買。阿比餐餐都要配辣椒，說要這麼辣做事才會有力氣。阿比在家鄉有個四歲的小男孩，託付給媽媽照顧。

大嫂跟先生說大家都伺候不了你媽媽，我們都是有年紀的人，這裡痠那裏痛，這個幫傭一定要好好地秀秀，照顧好這個印尼女兒，人家離鄉背井來台灣幫我們照顧媽媽，要加倍對她好。

「秋天的茄子不能給媳婦吃。」阿嬤說這是日本古早時候的話，意思是好吃的東西給媳婦吃就可惜了。

之前阿桃阿嬤已經搞走兩個幫傭，其中一個還是自己逃跑。一天趁阿桃阿嬤去睡午覺，醒來，人早就打包逃之夭夭。阿桃阿嬤說把她的金飾珠寶也帶走，可是大哥說他從來都不知道媽媽有這些首飾珠寶，倒是會買些金飾，但是不知道藏在哪裡。

＊

「拜公媽好像跟她 kan kei nai ！」阿桃阿嬤繼續唸。

「kan kei nai 是什麼意思？」學長問。

「kan kei nai，就是拜公媽跟她沒有關係！」阿嬤很重視拜拜，初一十五拜拜，清明節、端午節、中元節、重陽節、除夕，天公生、七娘媽生都要拜拜。連過節都有特別的規定，例如過年蒸年糕的時候附近不可以有喪家，如果有的話會不乾淨，年糕就蒸不好。

阿桃阿嬤小時候官方語言是日語，在家說台語，去學校講日文。阿桃阿嬤習慣混用台語跟日語。

「阿嬤，都是素的，不可以拜嗎？都很貴耶，隨便也要一兩千塊多吧。」土豆看這幾天的市場時價推算這兩袋日本晴王葡萄跟黑金鋼蓮霧。

「怎麼可以用整串的拜祖先！蓮霧是空心的，沒誠心。」

「有分這樣喔，我只聽過不能拜芭樂。」

「這款的媳婦，她以後一定不會好好地拜公媽！」阿桃阿嬤在家裡有拜公媽。

「阿嬤，不要生氣。你要不要以後直接跟大嫂說要什麼水果，這樣就不會買錯了呀。」

「伊吼，就是不用心啦！沒用啦！做人家的媳婦沒像這樣，跟她買的水果一樣，沒心！」

＊

走出阿桃阿嬷家學長問土豆：「你有什麼問題要提出來？」

「水果的世界原來那麼複雜。火龍果、香蕉、芭樂、木瓜草莓這些明明這麼好吃，不是抗氧化又有花青素什麼的，唉，可是這時候又通通都不好，真可惜。ㄟ，那西瓜算是子多的嗎？我看過人家拜香瓜，無子西瓜應該可以吧？學長，這水果的規定到底是怎麼來的？誰訂的？是公媽嗎？」

「這個這個嗎，我也不清楚。」

「學長，佛祖在印度的時候都吃什麼水果？幾千年前印度人是吃什麼水果？」

「這個嗎……」

「外國人有要拜公媽嗎？我同學信天主教她們家沒有拜公媽，聖誕節約義大利神父一起吃晚餐，神父還跟我們一起喝 tequila 耶。」

「這個老外好像是沒有拜公媽。」

「我覺得當原住民的公媽很好。」

「為什麼？」

「原住民在祭祖的時候沒有在計較哪個水果的子是不是很多，都很歡樂啊。而且還有祖先喜歡的米酒跟檳榔，這樣不是很好嗎？你覺得種香蕉的公媽看到後代子孫用自己香蕉園的香蕉祭拜會生氣嗎？」

*

「你看，阿比就是不用心。我明明交代要十顆南瓜子，你看看這裡有幾顆！」阿桃阿嬤看著阿比端上來的一碟堅果。

近九十歲的阿桃阿嬤繡的眉已經退成淡淡灰灰的藍。眼角散出去的皺紋很清楚，像魚尾那樣散開，臉頰上留下一層皮膚緊貼在臉頰的骨架，凹陷的線條是膠原蛋白曾經存在的證明。

土豆數了一下。「阿嬤，這裡有十六顆。」

「她就是以為我不在乎，還是眼睛不好，我明明就是跟說她十顆。」

「阿嬤，十顆跟十六顆有什麼差別？」

「當然有。就是不用心，沒有尊重！她在看我是不是頭腦空空。」

「阿嬤，阿比應該只是想讓你多吃點有營養而已。」

「你也是實在有夠 a mai，眉眉角角都不懂。」阿嬤繼續說。

「a mai 是什麼？」

「就是太相信人，天真。」

「不能相信人嗎？」

「難怪你看起來這麼單純，啊呀，民間在高手，我做生意那麼久，用過那麼多人怎麼會不懂，我隨便看看都知道這些人在打算什麼。」

「阿嬤，那多出來的這六顆分給我吃好不好？啊，這樣數字就對了。等等我再去跟阿比說一遍，每天要十顆。我用網路找一下印尼話要怎麼說，她有可能沒聽懂十個。」

「你真的很 a mai。」阿嬤用手一揮，把小碟子推到一旁。

＊

「媽媽，這個醫師很好。」

那天大哥有工作沒辦法帶媽媽去看帕金森氏症的醫師，請大嫂開車帶阿嬤去。在候診的時候大嫂跟婆婆說這位醫師是他們打探過的名醫，而且是動用許多關係讓阿嬤這麼快可以看到名醫。最近阿嬤手會抖，而且嗅覺好像不太好。

在回家的車上大嫂對阿嬤說：「這醫師真的很好。」「是對你好？還是對我好？」阿嬤坐在後座右邊，像大老闆被司機載著那樣看著窗外。

這句話立刻讓大嫂意識到不妙，接下來的半個鐘頭大嫂專注的開車，一句話也沒說。她太清楚如果這時候再說一句這個醫師的好，婆婆肯定會吐出十幾句這醫師怎麼的不好。醫生的面相不好、他的口氣不好、診間的風水不對、她早上出門前喝水差點嗆到都是不好的徵兆等等。

老天保佑，要是如果婆婆之後拒絕這位醫師的話，就難處理了。到時候又要找別的醫師，這樣也會對出力幫忙安排的朋友很不好意思。到最後倒楣的人又是自己，所以大嫂一路上都沒有出聲，專心地開車，安全把阿嬤送回家。

*

「以後你媽媽的事還是你自己來吧。」大嫂坐在餐桌前，前面擺著一堆早上在市場買的一袋地瓜葉，一邊把菜梗黃葉挑掉一邊讓大哥知道今天看診醫師說些什麼，還有之後在車上短暫的對話。

大哥不知道要說些什麼，以前他會跟太太說「我媽就這樣，她又沒惡意，你做媳婦就不能忍忍嗎！」現在這種話他再也不敢說了，在夫妻曾經兩次吵到找證人要去區公所差一點簽下字之後，在經歷外勞逃跑之後。

「你媽媽糟蹋我的額度早在八百年前就透支了。但是，她的帕金氏症，你又要我去當那個被糟蹋的對象。我知道你也很辛苦，我會盡力支援你，但是千萬不要把我放在第一線，這樣我很快就會陣亡，你弟弟跟妹妹也不是會來幫忙的人。」

大哥多年前就領悟 happy wife, happy life。尤其現在到了這個歲數，他已經放棄讓太太接受媽媽的挑剔跟脾氣，他也放棄說服媽媽這是個好媳婦，他只要無事就是好事，她們之間永遠不可能有那種融洽或是疼愛。

「我媽媽說那句話是什麼意思？我明明有跟她說這醫師是我特別請我學長去拜託來的。」

「我不知道，下週你自己帶她回診，我已經約好了。這位醫師跟媽媽問診的時候跟我解說的時候都很有耐心，你要好好去謝謝這位學長。你看看今年南投的冠軍茶他會不會喜歡，如果可以的話我請舅媽寄些上來。」

大嫂提著一袋挑好的地瓜葉進廚房，把水龍頭打開，把挑好的菜浸在水裡泡著，水倒掉，再開始洗菜。

*

「媽！讓她們通通搬出去！」大哥跟媽媽說。

原本阿桃阿嬤跟阿公住在南投舊街開間雜貨店，十幾年前，一天下午跟以往一樣阿公騎著鐵馬外出送貨。

出門前，阿公跟阿桃阿嬤說送完貨他會去廟口找勇伯，回來的時候再去橋頭阿松那買些蚵嗲、炸韭菜捲、番薯條，今天晚上就不用開火，開個兩瓶冰涼的台啤來配，這是阿公的 happy hour。一桌子的台式天婦羅加啤酒，難得的奢侈真是讓人開心。

阿桃阿嬤在店口等到晚上六點多都不見阿公回來。心裡想這個糟老頭兒是不是被勇伯拐去鎮上新開的卡拉ＯＫ店，聽說是從台中市來的妖嬌媽媽桑開的，怒火一燒上心頭，拉下鐵捲門馬上衝去勇伯家。

勇伯說不到五點阿公就離開，說要去阿松那買好料的回家。勇伯碗筷一丟，抓起掛在牆上的摩托車鑰匙，跳上車載阿桃一路直奔去橋頭阿松的店。

阿松說，阿公有來，他還送了兩塊甜米糕跟牛蒡給阿公。阿松生意也不做了，身上穿的圍裙也沒脫，一路跑去廟口，一桌正在嗑瓜子泡茶的阿伯們立刻起身分頭去找人。

幾個鐘頭後，人找到了。躺在路邊，在阿松那裡買的炸物散落一地。

阿公就躺在那裡。

沒有監視器的年代，這是叫警察怎麼辦案呢。

從此之後，阿桃不再吃蚵嗲。她不准任何人騎機車、腳踏車。從此之後，她對時間很嚴格，跟她約時間只准早到，千萬不能遲到。

*

大哥跟弟弟妹妹從年輕時就陸續上來台北讀書、工作跟成家。過年過節才回家。

阿公走後孩子們覺得媽媽自己一個人沒法顧那間雜貨店，光是搬貨這件事就不可能，更不用說送貨了。阿桃阿嬤說她還很硬朗可以自己顧店，而且還有請人，就是不要搬來台北，她說台北的人都聽不懂她說什麼，而且房子好小，她很不喜歡台北。

阿嬤說也沒錯，台北房子好小，台北人都不會說台語跟日語。她在南投舊街上隨便走都是認識的人，大家都叫她老闆娘，甚至連錢包都不用帶就可以出門去市場買菜，因為菜販會在收市之後把菜送去阿嬤家，順便收錢。在那個沒有 Uber 的年代，阿嬤老早就有宅配的服務。

阿嬤這樣自己顧店，一天大哥去中興新村出差，回台北前繞回家看媽媽。媽媽一跛一跛從櫃檯後走出來，媽媽說走在路上有個坑洞沒看到，腳扭了一下。

隔幾周後，大哥接到隔壁建材行阿鳳阿姨的電話，說媽媽現在在急診室。

阿桃阿嬤在倉庫整理貨的時候從梯子上摔下來，頭破血流，鎮江醋的玻璃碎一地，還好沒有傷到眼睛。

*

兄弟姊妹們決定把她接上來。弟弟說家裡沒有多的房間，妹妹說我是嫁出去的女兒，而且阿嬤覺得跟女兒住是一件沒有面子的事，於是大哥把媽媽接回家。

在大哥家住，阿嬤看不慣媳婦沒有早早起床熬粥，看不慣都是兒子在廚房洗碗，在後陽台洗曬衣服。看不慣媳婦的穿著、做的菜，她說的話，她的一切。

事實是大哥對於這個家的運作有自己的想法，並不是大嫂不願意做家事。大哥總覺得有些家事他可以做的更好，多少也是體諒太太的方式。

但是看在婆婆眼裡是另一件事，男人怎麼可以進廚房！男人怎麼可以去晾女人的內衣褲！男人怎麼可以去市場跟著太太買菜！

事實是，大哥小時候沒上過市場，長大上台北，自己要做菜，必需去市場買菜。而且大哥很喜歡去菜市場買菜，攤販們都很熱情。買幾把菜，有時候還可以拿到免費的蔥薑蒜。

「擦地，要跪在地上用抹布用力推才乾淨，不能這樣用拖把來回幾次就算了。」

「妳，怎麼這麼胖，哎呀，我兒子也真是有福氣，供養個楊貴妃在家。像我就是命苦，當人家媳婦的時候都有做不完的事，難怪身上長不出肉。」

「我年輕的時候嫁進他們家，每天還沒亮就要起床，起爐灶的火，幫他們一家子人做早餐，準備每個人的便當。當大家開始下樓吃飯的時候，我要在後面洗所有人的衣服，等大家都出門後我在整理餐桌的時候才能吃他們剩下的。你的命真是好，這些家事都不用做，連早餐都是外面買的，我現在才知道早上沒有熱熱的粥可以吃，都只有早餐店的三明治跟蛋餅而已。」

「唉呦，你是中了樂透嗎？還是你老公發財了？我看你最近買了不少衣服喔。像我就是命苦，只有舊衣服可以穿，沒那個命穿好衣服。」

大嫂不是沒有試圖想要討好過婆婆，可是好像都不是很成功。

「媽，我今天去迪化街，老闆說最近這批進來的韓國人蔘很漂亮，很補氣，用來燉湯，還是泡來喝對身體都很好。」

「唉呦，你被這老闆騙了，這種樣子的怎麼算得上是頂級的人蔘！傻傻地不識貨，真是天真啊。」

「媽，這件背心很輕但是很暖，羽絨的，穿起來很舒服。」

「不用了。我在 Sogo 買的這件還很暖，你留著自己穿吧。」

*

「黑貓白腳大不吉利！你們是要詛咒我嗎！家裡不可以有貓！」阿桃阿嬤說。

一天，大哥家出現一隻四腳穿白色襪襪的小黑貓。

「阿嬤，可是他沒有家人。」小米跟阿嬤說。

「不管啦，他就是不吉利。我重要還是他重要！他不能在家裡！」

Lulu 一年不管四季的溫度變化都跩跩地披著黑色皮草，腳上穿著白色襪襪。從來不覺得需要跟季節或是流行。

大哥倒是不太介意家裡有隻貓咪，管他是黑貓還是白貓花貓，反正小米自己會照顧就好，讓孩子有個機會學習責任感也挺好的。

大嫂一開始也不太確定，她也沒養過貓。拖地的時候 Lulu 會追著拖把跑；她把陽台上曬乾的衣服收進來的時候 Lulu 會跳進去在裡面滾來滾去；大嫂把衣服摺好疊成一疊，Lulu 一個貓拳揮出去，把這一疊摧毀。

做完家事，坐在沙發上喘口氣，Lulu 會跳上來，把頭靠在大嫂的大腿。雖然還有點生氣 Lulu 剛才搗蛋，但是現在看他又好可愛。天啊，這不跟小米一樣，有時候覺得自己的小孩好討厭，可是有時候又覺得自己的小孩怎麼這麼可愛。

「就跟你們說，黑貓就是不吉利，家裡絕對不可以養！他來了以後我的身體就越來越不好。」阿桃阿嬤還是不能接受家裡有一隻貓。

「媽媽，妳會把我丟在街上嗎？你會把家人丟出去嗎？阿嬤每天念經拜拜，這樣是慈悲嗎？阿嬤有沒有想過如果我把 Lulu 丟在街上然後怎麼樣了我會怎樣？無條件的愛是什麼？媽媽，是不是沒有無條件的愛？無條件的愛是全部接受對方的要求嗎？那阿嬤有無條件的愛我嗎？」

小米問媽媽，媽媽沒有回答。

＊

沒有一個人 happy。

如果把 Lulu 送走，小米跟太太不會 happy。他也不會 happy。

如果把 Lulu 留下來，媽媽、太太、女兒也不 happy。他會更不 happy。

「再不送走我就自己搬回南投！」阿嬤下的最後通牒。

Lulu 什麼事都沒做就把悶燒在這家多年來的壓力不滿一次釋放，砰！炸開來了。

「媽！妳不要搬！他們搬！」大哥對媽媽說。

小米還要準備學測上大學，這樣家裡搞得沒完沒了，小孩太太媽媽每天這樣吵還得了。大哥狠下心，把小孩跟太太送出去。自己兩邊住。小米跟媽媽帶著Lulu搬出去，找了一個靠近小米學校的地方。

*

「我的命真的很苦。你看我到了這個年紀一個人跟一個菲傭住在一起。說出去都被別人笑。」阿嬤跟土豆說。

阿嬤現在跟阿比住在大哥的家，小米跟大嫂搬出去住。大哥會盡量找時間回家看媽媽，陪媽媽看電視，帶些菜給他們。跟阿嬤一起拜拜。

「阿嬤，阿比是印尼人，不是菲律賓人耶。」

「有差嗎？都是傭人。」

「阿嬤，阿比是印尼人跟菲律賓人說的話不一樣，而且很多印尼人不吃豬肉。」

「有的吃就很好了，還挑什麼不吃。真是 wa ru i。」

「阿嬤，不是阿比她挑食，是她信仰的宗教跟我們不一樣。」

阿比信奉回教，但是阿嬤不准阿比在家裡膜拜。阿嬤說會招來很多奇怪怪的，不乾淨的東西。

「哪有這種事。我們小時候連一碗白飯都沒有，哪有的挑吃什麼！我跟你說就是我兒子媳婦對她太好，都騎到我頭上，沒有把我當老闆！真是 wa ru i。不是老闆娘之後來台北我什麼權利都沒有！」

在南投開雜貨店的時候，大家都聽阿嬤的指揮生活。上來台北阿嬤可以指揮的是媳婦，媳婦搬走後，阿嬤可以指揮的是幫傭。

*

「我媳婦給我找的這個醫生真的很不好。我要換醫生！他開的藥都沒有用！他們都捨不得讓醫生給我更好的藥！」

「阿嬤，這個是大哥找的名醫耶，很多人都排不到。」土豆跟阿嬤說。

「就是不好，wa ru i。都不好，我要換醫生！他開的藥都沒用！」

的確，醫生開的藥好像沒有什麼用，到現在還沒有人可以治好帕金森氏症。阿嬤還是沒有辦法控制手部顫抖，而且現在身體也開始會僵硬，疼痛。叫阿比來幫她按摩熱敷也沒有用。

病情進化這些過程醫生都有跟大哥說過，所有的藥都可以用上，但是不見得可以控制繼續惡化，趁現在阿嬤的意識還清楚，還沒有影響到說話表達能力的時候，應該討論善終的事，再晚就來不及了。

大哥想到一位同事，家裡先是外公生病臥床十幾年，接著是母親，然後現在輪到父親失智在養老院，已經好久不能進食，靠著鼻胃管輸送養分，也跟世界沒有任何互動。同事曾經說過他不知道住在他的父親身體裡是什麼。

「我的命怎麼這麼苦，我對媳婦這麼好，她先聯合了我兒子再來是孫女來對付我，現在連我都生病成這樣，她還不放過我。不給我換醫生，不來照顧我！」

*

「學長，你覺得『空椅子』適合嗎？」

「說來聽聽。」

「你記得有次在大悲上心理諮商師學長開的課，有個病人一直很怨恨她的前男友對她的背叛等等讓沒有辦法繼續生活，每天都是痛苦。但是用『空椅子』去治療的時候，那個病患卻沒有辦法對空椅子上的前男友說任何一句話。」

「我記得！她說她看到坐在椅子上的是她的媽媽！」

「我們要不要試試看？我覺得阿比或是大嫂還是醫生都好像不是不夠好，阿嬤的問題好像不在這裡。這個如果沒有清除的話要怎麼進行道歉、道愛、道謝、道別這些。」

「唉呦，土豆，我都要流淚了。」

「為什麼？你還好嗎？」

「你上課有吸收耶！」

「拜託！人家可是有認真的時候。」

「我來問問師父們，跟諮商師學長，聽聽他們的意見。我也覺得這個障礙如果沒有解除的話，很難有機會可以談到深一點的話。」

「學長，我雖然報告寫的很爛，但是多少還是有在學習。」

說完話，大悲學院的自動大門打開，夕陽灑下來，有人走進來，背光看不清楚面孔，是薯條三兄弟嗎？

啊，是師父，宗惇師父、德嘉師父、道濟師父。

*

LINE

「師父們說可以試試看。」學長傳給土豆。

「太好了！那我們什麼時候約諮商師學長一起去？」

*

LINE

「最近都不方便。」學長傳給土豆。

「為什麼？學長他工作太忙了嗎？我可以去載他。」

「阿嬤現在在加護病房，現在沒有意識。」

「發生什麼事？」

「就發脾氣，自己關在房間。不讓阿比進去，然後大哥來的時候就看到阿嬤躺在地上，頭暈撞到床頭櫃，流了很多血。」

*

幾天前大哥跟阿比說冰箱裡面的東西要清一清。冰箱塞成這樣，連冰塊都沒有辦法結冰。這樣食物沒有辦法保鮮。家裡角落堆的東西，用不上的都清一清。

阿比把阿嬤捨不得丟掉塞在冰箱一小包一小包的東西都丟掉。一小包的蔥花，一小包絞肉，一小包沒有吃完的早餐午餐晚餐，一次東西通通都丟掉。

生長在物資缺乏年代養成的習慣，鉛筆削到手都握不住還不能丟掉，上面加個筆蓋可以繼續用，擦臉的毛巾用到長出流蘇才能變成抹布，這些習慣還在。

不得了了，清理冰箱的事被阿嬤發現了。看到自己的珍藏通通被丟掉，一把火完全燃燒，徹底爆炸。

這次是火山大爆炸。媳婦聯手兒子，居然還有幫傭一起對付她，可惡到極點。

*

LINE

「學長，那個『空椅子』呢？」土豆問。

「鼻胃管、氧氣管都插上去，人都還沒醒，談什麼『空椅子』呢！」

「……」

◆師父的話◆

阿桃阿嬤是一個凡事掌控、挑剔、負面思考的人，對媳婦、對孫女、對兒子，甚至對醫生都是。人生辛苦大半輩子，卻得面對帕金森這個沒有迴轉餘地的病痛，在她身旁的人也可能比她面對更大的挑戰與折磨。

不知道傳統習俗是阿桃阿嬤的緊箍咒，還是凡事掌控的盾牌。無論是何者，在疾病與死亡面前，如果依舊掌控很難善終。要用愛與和解拿掉掌控、拿掉緊箍咒、拿掉盾牌，善終才能到來。

大悲學苑有很多幫助人在最後時刻道謝、道歉、道愛、道別與化解恩怨的方法。但真的也需要時間及早準備，所有的事情如果都到最後一刻，就真的沒有下一刻了。

最終章——Transition 只是轉換

此刻的你還不知道，其實不管你再怎麼努力，三個月後你的身體即將停止運作。三個月後，你的身體死了。

也或許你意識到這一天即將來臨，只是這太可怕了，你一點都不想要這天的到來。其實你比任何人都清楚你身體現在的狀況。

只是，現在的你還不是很清楚當身體停止運作之後會發生什麼事。你會去哪裡？你還存在嗎？你的身體不存在之後會是什麼？

死了之後是什麼？過奈何橋嗎？喝孟婆湯嗎？可是你也不是很想要知道，死亡對你來說太可怕了，你就不見了嗎？你會變成阿飄嗎？

你即將成為告別式上那個主角嗎？那張被放大的照片是你喜歡的嗎？那時候的你在哪裡？

不管怎麼樣你還是想要繼續留在地球上。因為這裡有你愛的人，你不可以走。「我要努力活下來。」這裡有太多人需要我，你跟自己說。你所愛的一切都在這裡，你不可以離開。

現在你的日常生活已經變得很不容易，吃、喝、拉、撒、睡，都是這麼困難。吃了東西會痛，吃下去的東西沒辦法像以前那樣消化。你沒有辦法像以前那樣可以控制你的身體。

你沒有辦法像之前的那個自己可以自由行動，沒有辦法自己下床，你連下床去洗手間都需要有人幫忙，更別說你自己可以去洗個澡了。

你的世界漸漸縮小，幾乎只有家裡跟醫院，家裡的客廳跟臥室。你以前喜歡看的影集、電影也不再吸引你，以前的你常常點開社交軟體，看看朋友們貼了什麼，也很熱衷在上面分享你的生活，但是你不再做這些事，群組發的訊息你也不想看。你跟外面的世界越來越脫離。

朋友發了問候的訊息你一點也不想看，因為你不知道要怎麼回。因為你知道親友們期望你很好，但是你一點也不好，你的身體很不好，你的情緒糟透了。

即使是這樣的活著，你還是想繼續下去。死亡這個概念太可怕了，你一點都不想要碰觸。你不想要成為告別式上那個主角，你的時間還沒到，你還有很多事情沒有做。

你跟家人都不想讓這一天來臨，你也不想去見閻羅王。你想要活到你的生日、下一個中秋節、下一個新年。更多更多下一個。

現在的你，即使沒有食慾，你還是會逼自己吃點東西。你知道進食才有可能讓這個身體繼續運作，而且進食，可以讓照顧你的家人覺得你沒有放棄，讓他們有希望。他們祈禱奇蹟可以出現，現在的他們很害怕沒有你的世界要怎麼繼續。

你好累，好累。你以前最喜歡吃的飯菜擺在你面前一點也引不起你的食慾，不僅你沒有食慾，現在的你連味覺都沒有了。就連你的身體都在告訴你，它不需要這些食物。它甚至用更強烈地方式告訴你，它拒絕消化這些食物，讓這些食物堆積在你身上，你的腹水也開始在堆積，腫脹的讓你超不舒服。

身體是一部神奇的機器，它正在經歷巨大的改變，就像懷孕的時候，這一切不是你可以用意志力控制的。這個階段也是，你控制不了你的身體，有個內建程式正在啟動，即使你擁有這世界上最棒的醫療團隊都沒有辦法扭轉這個趨勢。

或許你開始一點點的願意去正視這一天即將到來。可是現在的你，還不想接受。你還是會想盡辦法讓自己留在這裡。因為太悲傷了，那一天之後你會變成什麼？你會去哪裡？

*

這天，你終於同意讓我們來家裡看你。有段時間你失聯了，我們了解你為什麼不想見我們。

身體的不適跟變化，你不想要見外人，一方面你也沒有體力像以往那樣可以見外人，一方面你很害怕聽到任何鼓勵你的話，這讓你覺得極度厭煩。你已經那麼那麼努力了，可是身體還是不想運作，連自己站起來都做不到。

你知道今天我們要來，你想要半個鐘頭前起床，稍微整理一下自己。可是你做不到，你的身體就是很累很累，很想要休息。

現在的你非常需要睡眠。這很正常，因為這個階段的你，你的身體正在開啟關機模式。

佛教說人在走之前，地、火、水、風會開始分解。

地，開始在分解。

地解，肌肉開始不靈光。你沒有辦法自己站起來，你需要讓別人扶你，加上你的身體的造血功能也漸漸變差，摔一跤會是直接進醫院的大事。

你靠躺在沙發上，學長坐在旁邊靜靜地聽你說，偶爾抽張衛生紙遞給你。靜靜地陪伴著你。靜靜地觀察你，你的體力、呼吸、你的耳朵，你的體溫跟心跳。

這些觀察很重要，因為這些生理跡象可以判斷你距離死亡還有多久。

這段時間似乎流動地比以往都快，在你失去意識之前，在你失去表達能力前，你還有什麼事情沒有處理，你還有什麼話沒有說，還有什麼困擾著你的心靈，你有找到自己的方式去安定心靈嗎？

你的日常還在跟食物奮鬥，你的身體不想要吃，可是深愛你的家人還是想盡辦法要你吃點東西。有時候會讓你很憤怒，有時候你又很害怕如果一點都不吃是不是會讓那一天提前來臨，你內心還沒有準備好面對那一天，但是你的身體一直都實話實說。

我們靜靜地陪著你，你把壓抑的情緒跟著眼淚通通釋放出來，你說你好累好累。

學長問你要不要試試看這一兩天不要強迫進食？看看會不會比較舒服點？因為這個階段你的身體並不需要這麼多食物。

你馬上想到，你會不會變成餓死鬼？可是你的身體又是那麼不舒服。

因為太不舒服了，你決定不要再逼自己進食。你還是會喝高營養單位的食物。雖然你的家人很不能接受你怎麼可以這麼任性。可是幾天後，你的身體把堆積幾公斤的東西排掉了。你覺得輕鬆多了，睡得也比較舒服了。

*

「西方極樂世界是什麼？」你問學長。

「阿彌陀佛居住的國度，那裡沒有人間煩惱。充滿光明、清淨、愛的樂土。只要你誠心跟阿彌陀佛發願，祂就會來接你到佛國淨土。」

你還是不清楚淨土是什麼，長什麼樣子，那個世界裡面會有什麼。你想到死後的世界是牛頭馬面、閻羅王跟奈何橋，還有阿飄。你想到小時候村裡當有人走了的時候，大人會叫你轉頭不要看。你參加過的告別式，禁忌與恐懼大過你對這個人的思念。你被教育去參加告別式之後要去外面轉轉，不能直接回家，這樣才不會把晦氣帶回家。或是不能讓有剛剛喪失家人的親友來家裡，要不然的話會帶來厄運之類的。

你的家人從來沒有講過淨土是什麼，你也沒有真正地聽過佛法。死亡是大家避免的話題，喪事在民間說是壞事。淨土對你來說這個世界還是很陌生。雖然從小家裡會拜拜，你去到廟裡也會跟著點香拜拜。你敬神、敬鬼。

「你想要去那個美好的淨土嗎？就誠心念著阿彌陀佛的佛號。」

你平常沒有念佛的習慣，你不確定這樣做就可以到那個淨土，那個你不熟悉的淨土，這些都是模糊的概念。

*

學長跟你說，佛教徒相信有過去、現在和未來。

死亡並不可怕，這是生命的一部分。死亡是另一個生命的開始，所以我們說往生，往另一個生命。所以死亡並不是什麼都沒有。死亡意思是現在的我們，開始要脫離我們這一世的身體。前往下一世。

所有的一切都在變化，每一刻都是死亡跟重生。

你心裡想，死亡才沒有這麼容易。

一天一天過去，你漸漸失去對身體的控制。

現在最活躍的是你的情緒。悲傷、恐懼、不捨，是最常出現的。你每天流淚。

你捨不得離開家人、朋友，你為自己和他們悲傷，同時你也害怕最後這一段路會不會很痛苦，未知加深了你的恐懼。沒有一件事可以讓你掌控，這讓你非常不安。

我們決定說個故事給你聽，希望這個故事可以顛覆你的觀念，因為我們發現比起講佛法，故事比較容易讓你理解。你喜歡聽故事，那我們就講故事給你聽。

學長跟你說：「你知道嗎？你這一生，其實是你跟上天討論過後你才來的。只是你忘記了。」

這句話引起了你的注意。

學長說，你上一世走了之後，發願到佛國淨土，在那裡遇見你上一世的親人、朋友，你好高興在這個美好的國度跟你愛的人再次相遇，你很開心看到原來大家都很好。你心想，原來這裡這麼好，那我之前在怕什麼，唉，真是的，早點知道就好了，那些淚真是白流了。

來到佛國淨土，你馬上就愛上這裡，這裡不是陌生的地方，你感覺像是回家。這裡沒有人間的煩惱，這裡有滿滿的愛。你覺得可以待在這裡很幸福，你在這裡可以變得更好。你想在這裡繼續修行。

上天的慈悲和疼惜，讓你在淨土裡繼續修行一段時間。

一天早上你在散步的時候聽到廣播，上天在找你。你不知道為什麼祂要找你，你從沒見過祂，祂為什麼要找你？

你馬上奔去祂的辦公室，跟櫃台報到說你是誰誰誰，櫃台跟你確認身分後請你去等候區坐一下，你從書櫃隨手抓了一本書，你才坐下來櫃台就請你進去前面的辦公室。

走進去前你有點緊張，你心裡想說最近有闖禍嗎？

辦公室門打開，迎接你的是一位女校長，祂請你坐下。坐在祂的辦公桌對面。

你說：「上帝還是上天，尊者您好。」

女校長說：「我不是上帝還是上天，我算是祂的工作人員。祂很忙，所以需要很多助理。」

你問：「所以您是？」

女校長說：「往生。幫助你前往下一世的工作人員。」

你不太懂祂說什麼。

女校長說：「是這樣的。我被上天賦予的工作就是跟你討論你的下一世，因為你在這裡休息差不多了，有幾個投胎的機會我想跟你談談，我的角色有點像你的生涯諮商師，我們一起討論下一站去哪裡對你的成長會有幫助。因為你還是有些任務還沒完成，所以還沒有成佛。你還是要回到地球上，把之前沒有修完的課補完。」

校長面前擺了幾個檔案夾。有一個是上一世的檔案夾，算是結案報告。其他幾個檔案夾是下一世的選項。

校長問你：「你想要怎麼的來生？」

你說福、祿、壽、喜和善終。

校長翻一下檔案，然後跟你說好的。

你很納悶怎麼這麼乾脆，有這麼好嗎？你鼓起勇氣問校長：「我下一世真的都可以有這些嗎？」

校長點點頭，告訴你的下一世會在一個太平洋的玻里尼西亞小島，應該有機會當一個漁村的村長。你會是村裡最富有的人，你的漁船比別人的大，你還有個養雞場，島上近一半的雞蛋是從你的雞場供應的。你每天可以看著百萬海景，愜意地過著你的人生。島上的村民都很羨慕你，什麼都有。

你聽完覺得這好像不是你要的。你問校長：「請問有其他的選項嗎？這個不錯啦，可是有沒有像是在大城市裡之類的？白領階級之類的工作？企業家還是藝術家之類的？」

校長跟你解釋，這裡就有點像一家店鋪，你累積的功德就是鈔票，你如果手上只有一百塊，跟你有一百萬是不一樣的。你前世累積的功德越多，你採購到的配備就會比較好。

不過這也不一定，每個人走的時間都跟連結他的下一世有關，因為他一定要這那個時候走才有辦法去銜接下一世，就跟坐飛機轉機的概念一樣，時間要算好，要不然你搭不上下一班飛機。所以有些人覺得他們太早走了，其實他們有另一個任務。

你在那裏跟校長討論了好久好久。終於，你願意理解了在上一世你沒有少活一天。一切都是你跟上天決定好的。

「所以我們每一個人在這世上的時間都是安排好的，都是我們之前就決定了。所以不需要害怕，不需要抗拒。」學長跟你說。

你問學長你怎麼知道，要怎麼證明這是真的？

學長說：「我沒有辦法拍影片給你看那個世界的美好。信仰就是相信這是真的，完全相信。這個信仰帶給我安定的力量，所以死亡就變得沒有那麼可怕，死亡其實是回到另一個家，很溫暖溫暖的家。我們只是被上天派來地球上學習的，時間到了，我們就會回去另一個家。」

聽完，你覺得這個說法好像有點說的通，但是還是有點不確定這是真的，無法打從骨子裡相信。

*

學長察覺即使說了這麼多，你對「死亡」這兩個字還是很不能接受。這兩個字對你來說附著太多負面的意思，死亡在中文裡對你有許多不太好的記憶跟連結，讓你抗拒、害怕。我們決定不要說死亡，換成別的說法，這樣你對死亡的接受度可能會有幫助。

學長說：「你現在正在準備經歷 transition，一個轉換。從有身體到沒有身體的過程。即使沒有了身體，你的心識還是存在的。你的心識如果發願跟著阿彌陀佛去到極樂世界，你馬上就去到那裏。」

「轉換」這個字眼好像對你比較有感覺，這個概念讓你不那麼害怕。

你漸漸相信死亡是一個階段，而不是結束。你感覺這可能是另一個開始就像「往生」，是前往另一個生命。

轉換，讓你比較願意貼近死亡。

學長跟你說，四大分解的時候，要放輕鬆，不要抗拒，就是接受，完全接受。就像小時候在海上水母漂，你把身體放鬆給這片大海，完全接受這片海帶來一陣陣的浪，隨著浪的起伏，不要抗拒。

然後心裡念著阿彌陀佛。讓地、火、水、風分解，不要抗拒，當分解完了之後，阿彌陀佛會把你帶去那片淨土。

這個說法讓你覺得好像找到一個方法，你的恐懼還是有一點點，但是漸漸減少。

*

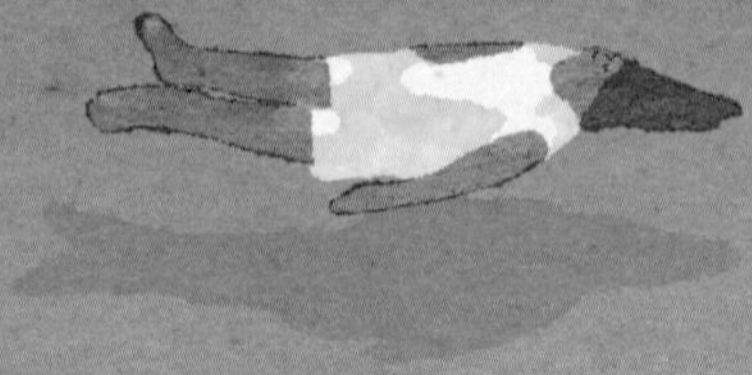

學長來看你。

你已經沒有辦法坐起來，你已經沒有辦法跟人對話。

因為關機程式已經到了最後一個階段。

你躺在病床上很吃力地把手抬起來，大拇指跟食指相扣，你比了一個OK，此生圓滿。你接受了，此生圓滿。

*

這一天來了。

我們踏進醫院那一刻你的主治醫生說應該就是這一兩天。醫生告知現在的狀況、血壓、心跳，你的四肢冰冷。或許你的意識還在，給你最多的氧氣，你的呼吸還是很吃力，你的雙眉緊鎖。

醫生問家屬，家屬說要回家，因為你之前交代過。

醫生說，以現在的狀況來說有可能在路途上就走了。

家屬很掙扎，因為你曾經說過你要在家裡。但以現在的狀況來說，你已不適合再做移動，你已經失去表達的能力，深愛你的家人不想對你失言。

我們跟你的家屬說，有愛的地方就是家。於是家人決定不要增加你的痛苦。

你的家人聚集在你的身旁跟你說他們有多愛你，他們有多感謝你為他們做的一切。他們祝福你去到另一個世界，不要有任何牽掛。家人說你要跟著阿彌陀佛，跟著那道光。未來我們都會再相見。這裡充滿了愛，這個空間就是你的家，你的心，安下來了。

你的家人帶領你念阿彌陀佛。唸著唸著，你緊鎖的眉間放鬆了。

唸著唸著，貼在你身上的漸漸沒有辦法偵測到你的生命跡象，測不到你的血壓、你的心跳。醫護人員把不停發出警告嗶嗶聲的機器撤走。

漸漸地，你靜下來了，好像睡著了那樣。一切停止了。

醫生進來，宣判你已經離開了身體。

你看起來很安穩。

或許在離開的那一刻，你想起來要放輕鬆，不要掙扎，不要對抗。或許這一切是因為阿彌陀佛在旁邊陪伴著你，所以你走得很帥氣，很美麗，很安詳。

就在你脫離身體沒多久。我們陪在你身邊，你回送給我們一個畫面。

你在一道光裡面，你笑得好開心，興奮地用力揮手。你在說 bye bye 嗎?看起來不像是 bye bye。因為你不會這樣用力揮手說 bye bye，這麼興奮，這麼高興。

等等，你不是在說 bye bye。

你說：「我做到！達陣！Safe！」你朝向那道光，到達那片佛國淨土。

◆師父的話◆

相信嗎？多生多世以來，我們不知道死過多少次，又出生過多少次了，只是我們不記得。

物理學家說，即使用最先進的科學儀器，我們看得見的只是宇宙的4%，宇宙的96%我們看不見。

生死是否也如此？我們看得見的今生，只是無始以來長遠生命的浮光掠影。我們今生的際遇，也是自己選定的功課。

從覺悟者的眼光來看，真實的生命不死，死生是幻象。果真如此，那麼我們這一生來到世間最重要的任務是什麼？

是「相信」與「接納」，是鍛鍊自己的心，親近生死智慧，不斷不斷地練習告別頑強的恐懼與生死幻覺，讓生命淋漓盡致的發光發熱，然後回歸心性的家。

我們都在這一條路上走著。

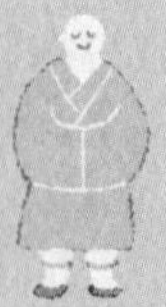

國家圖書館出版品預行編目（CIP）資料

大悲事務所：菜鳥志工的外星視角，讓臨終變善終／日青禾櫟著．— 初版．— 新北市：依揚想亮人文事業有限公司，2023．10
面；　公分
ISBN 978-626-96174-5-6（精裝）

1．CST：安寧照護　2．CST：生命終期照護

419.825　　112014888

大悲事務所

菜鳥志工的外星視角，讓臨終變善終

作者　日青禾櫟
繪者　薛慧瑩
發行人　劉鋆
美術編輯　薛慧瑩
責任編輯　王思晴
法律顧問　達文西個資暨高科技法律事務所
出版社　依揚想亮人文事業有限公司
經銷商　聯合發行股份有限公司
新北市新店區寶橋路 235 巷 6 弄 6 號 2 樓
電話　02-2917-8022
印刷　禹利電子分色有限公司
初版一刷　2023 年 10 月／精裝
定價　480 元
ISBN　978-626-96174-5-6

依揚想亮 出版書目

城市輕文學

《忘記書》 劉鋆 等著
《高原台北青藏盆地：邱醫生的處方箋》 邱仁輝 著
《4 腳 + 2 腿：Bravo 與我的 20 條散步路線》 Gayle Wang 著
《Textures Murmuring... 娜娜的手機照片碎碎唸》 Natasha Liao 著
《行書：且行且書且成書》 劉鋆 著
《東說西說東西說》 張永霖 著
《上帝旅行社》法拉 著
《當偶像遇上明星》 劉銘 / 李淑楨 著
《李繼開第七號文集：這樣的顏色叫做灰》 李繼開 著
《窗內有藍天：從三合院小女孩到監獄志工》 李淑楨 著
《比蝴蝶飛更遠－武漢效應的 43 種生活》 張艾嘉 雷光夏 潘源良 等著
《隧道 96 小時－邱醫生的明日傳奇》 邱仁輝 著

任性人

《5.4 的幸運》 孫采華 著
《亞洲不安之旅》 飯田祐子 著
《李繼開第四號詩集：吃土豆的人》 李繼開 著
《一起住在這裡真好》 薛慧瑩 著
《山海經：黃效文與探險學會》 劉鋆 著
《文化志向》 黃效文 著
《自然緣份》 黃效文 著
《男子漢 更年期 欲言又止》 Micro Hu 著
《文化所思》 黃效文 著
《自然所想》 黃效文 著
《畫說寶春姐的雜貨店》 徐銘宏 著
《齊物逍遙 2018》 黃效文 著
《Life as an explorer-First decade 1974-1983》 黃效文 著
《齊物逍遙 2019》 黃效文 著
《齊物逍遙 2020-2021》 黃效文 著
《在妳認識世界之前－先認識老爸的 33 個故事》胡昭安 著
《異鄉之用》馬尼尼為 著
《齊物逍遙 2022》黃效文 著
《齊物逍遙 2023》黃效文 著

津津有味

《鰻魚為王》 劉鋆 著 陳沛珛 繪者